整体矫治理念
——磨牙近移的正畸治疗

莫水学　康　娜　主编　　陈扬熙　审校

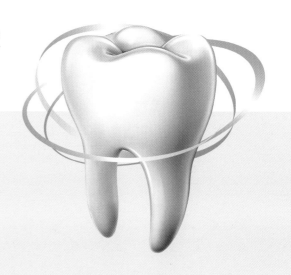

广西科学技术出版社
·南宁·

图书在版编目（CIP）数据

整体矫治理念：磨牙近移的正畸治疗 / 莫水学，康娜主编 . -- 南宁：广西科学技术出版社，2024.6.

ISBN 978-7-5551-2246-3

Ⅰ．R783.5

中国国家版本馆 CIP 数据核字第 2024R501S3 号

ZHENGTI JIAOZHI LINIAN——MOYA JINYI DE ZHENGJI ZHILIAO

整体矫治理念——磨牙近移的正畸治疗

莫水学　康　娜　主编

策划编辑：罗煜涛　李　媛　　　　　　　　责任印制：韦文印

责任编辑：李宝娟　　　　　　　　　　　　装帧设计：梁　良

助理编辑：李维英　　　　　　　　　　　　责任校对：吴书丽

出 版 人：梁　志

出版发行：广西科学技术出版社

社　　址：广西南宁市东葛路 66 号　　　　邮政编码：530023

网　　址：http：//www.gxkjs.com

印　　刷：广西民族印刷包装集团有限公司

开　　本：889 mm×1194 mm　　1/16

字　　数：206 千字　　　　　　　　　　　印　　张：9.25

版　　次：2024 年 6 月第 1 版　　　　　　印　　次：2024 年 6 月第 1 次印刷

书　　号：ISBN 978-7-5551-2246-3

定　　价：168.00 元

编委会

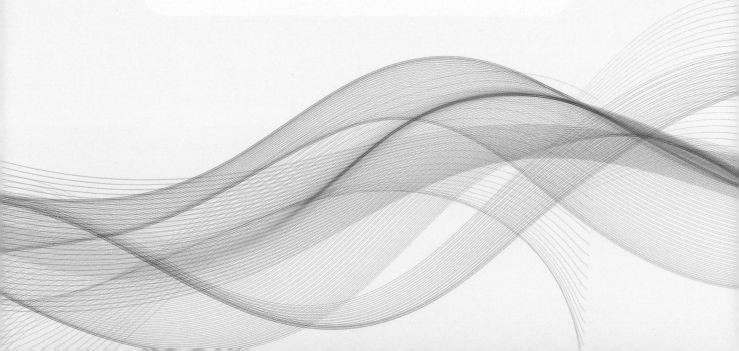

主编 莫水学　康　娜

审校 陈扬熙

编者（以姓氏笔画为序）

王露霏　韦佳黛　朱思婷　刘建英

杨媛媛　宋少华　陈志兴　郑　怡

南　澜　莫水学　唐　敏　康　娜

蒋燕萍　蒙红英　廖　妮　樊雪敏

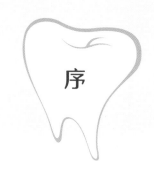

序

十年磨一剑，今日把示君。

这是我第二次为莫水学教授及其团队的正畸矫治新书作序了。莫教授的第一本书是针对广西地区多发的突面畸形的矫治的《突面畸形的矫治——安氏Ⅱ类1分类患者临床矫治实例解析》，书中记录了他及其团队收治42例突面畸形患者的矫治经验和心得。如今8年过去了，这一次他将一部针对拔除磨牙正畸治疗的新著《整体矫治理念——磨牙近移的正畸治疗》寄送至我的书案前。我作为第一位读者，倍感欣喜和荣幸。作为耄耋之年、业已退休的正畸老人，捧书抚阅，我深深感受到了新一代的正畸人，在时代的大潮中，在艰苦的条件下，仍能坚守专业、躬耕不辍、奋发图强、重道钻研，不禁感叹我国正畸事业长江后浪推前浪，后继有人，必将后来居上！

我用心阅读了这本被他谦称为"小书"的新著，感受到两大特色。第一，这本书集中展示了他们在拔除磨牙后正畸治疗方面的经验和体会，由于相对于常规拔除前磨牙矫治，这类治疗的技术难度较大，在我国收集这么多的病例整理成书并进行专题介绍，至今尚属首发。第二，书中提出了他们在近20年正畸临床实践中感悟到的"整体矫治理念"，并对29例磨牙近中移动治疗经验进行了探讨，这更是难能可贵。

我国的现代正畸技术特别是多托槽固定矫治技术是在20世纪80年代引入，随后得到不断发展的。无论是国外，还是国内，对正畸矫治方法的教学，多以典型的"Ⅱ类1分类，前牙拥挤，对称拔除4颗第一前磨牙"的矫治过程为例，讲解拔牙后固定矫治的步骤。在学术交流中，也多展示"拔除前磨牙"的成功案例。很多初学者未能融会贯通，常常依样画葫芦，盲目将"对称拔除4颗前磨牙"奉为圭臬，因此产生了很多失败及深覆𬌗的案例。牙颌畸形是错综复杂的，诸如后牙拥挤、后牙龋损、后牙锁𬌗、不对称畸形、临界骨性反𬌗、第三磨牙埋伏阻生等拔除后牙治疗的病例，多见于学会讲演及学术论文中，且多以疑难病症、成功个案的角度被报道。尽管有很多关于推磨牙向后的讨论，但很少有针对拔除后牙前移关闭间隙方面的统计报道，以及这样集中的关于此类病例的治疗经验总结。

正畸治疗的目标不仅注重前牙美观，更重要的是，还包括功能单位的保存、咬合的

1

稳定、牙周的健康及身心状态的改善。因此，对磨牙的存留、磨牙移动的力学、后牙功能𬌗的重建和后期健康自信的塑建也非常重要。"人老更知齿贵"，像我这样一个年已80的老人，对后牙健康的重要性及丧失后的困难，更是深有体会。我认为，这本书的内容恰恰弥补了传统教科书的不足。应该说，对于初入门的正畸医生，学习拔除磨牙的矫治特别有意义。当然，本书中病例的集中展示，仅仅是作者们的阶段性总结，并不均已"尽善尽美，臻于至善"。但是作为探索和汇报，这本汇集了作者们近20年心得体会的"小书"，必能给后续的研究和各位正畸医生的临床运用起到参考、借鉴的作用。

正畸学是一部尚在不断书写的书，那永恒不息的风正在将它一页一页地翻过。对正畸学的学习，应是一生求知悟道的过程。"道可道，非常道"，是老子《道德经》的开首语。就我个人的理解，这个"道"并非平常人常言的"道路"，而是必须睁大眼睛，不断实践，思考求索，才能渐入明晰，进而升华追求的新境界，是一种通过反复实践，由量变到质变的"寻道""行道""顿悟"。正如莫水学教授在前言中所述，他在经过多年正畸实践后，"某天，我正思考着如何简单、清晰并高效地分享拔磨牙矫治的经验……一个叫作'整体矫治理念'的概念闯入了我的脑海……"应该强调，整体矫治理念的提出和生根，以及以整体矫治理念作为主线指导、总结、分析每一个病例，正是作者对深入学习正畸学的升华和顿悟。书中总结出的有关整体矫治理念的心得，以及对每个病例的矫治体会，乃此书的精华，是可供读者们分享、借鉴的经验，也是本书的可读之处。

当今，在口腔科学中，正畸学是发展最快、最热门的专业之一。社会在不断进步，技术在不断发展，参与正畸治疗的医生快速增多，医患关系也日益受到关注。应当提醒，正畸并不同于普通口腔治疗，正畸治疗的疗程长短、治疗的目标也不能由医生说了算。正畸不仅是技术，更与社会人文密切相关。拔牙的选择问题是患者及其家属最顾忌的。怎样才能解决日渐增多的医患认知矛盾？作为医者，我们首先应从自身的修持和对医疗作用的认知做起。西方医学之父希波克拉底总结多年的行医经验，曾提出一个著名论断说："了解患者是什么样的人，比了解患者患的是什么病更为重要。"医疗界还常引用美国特鲁多医生对医疗的评论，即提出医疗的作用仅仅为"有时是治愈，常常是帮助，总是去安慰"。口腔正畸的治疗更应如此。当前，站在前人的肩上，尽管正畸学发展日益昌盛，但是我们一定不要以偏概全，盲目吹嘘正畸的效果，不要夸大所谓"自研"矫治器或某一"新方法"的作用，不要以自己对牙颌畸形的有限认知匆匆下定义，更不要过度宣传"局部"所见，而应"由浅入深，由此及彼，由表及里"去探求、感悟自然世界中的"整体"真理！我个人理解，整体治疗理念，不仅是技术的完整施行和医学对机体的统一整体认识，还应扩大到人与社会、人与人、人与物、物质与精神等关系范畴。小而言之，对如今的正畸治疗来说，重视患者的主诉，达成矫治目标的共识，排除资本诱惑的干扰，长远规划患者的健康，选择适时且合理简化的治疗，这是医生的良心和职责。本书的作者将医患互动关系纳入整体矫治理念中，我想这是非常有意义的，而且还应继续强调和补充完善。我相信，随着时代的变迁、人类物质文明的进步、国民精神文明水平的提高、对整体矫治理念认知的提升，医患关系会越来越和谐，明天一定会更好。

"半亩方塘一鉴开，天光云影共徘徊。问渠那得清如许？为有源头活水来。"应当看到，在众多医学门类中，口腔正畸学无论多么热门，也仅仅是"半亩方塘"。但如诗所言，它却反映着大千世界的"天光云影"，经历着社会变革、技术革命、学术争鸣的风风雨雨。而今，它还在不断的革新中拓展、探索、迈进。我深信，我国新一代的正畸人必能在前辈们艰苦创业、守业的基础上，勇于开拓创新，勇于亮剑出鞘，勇于脱颖而出，必将影响世界、惠及全球。你们是中国正畸的未来，希望寄托在你们身上。

谢谢莫教授和他的正畸团队多年来的辛苦付出！

谢谢莫教授的信任并再次邀我为新书作序！

愿本书早日付梓！

相信本书一定能带给读者不小的收获和启迪！

陈扬熙　谨识于川大华西天竺园

2024 年 5 月

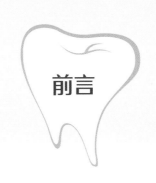

前言

2006年我来到广西南宁工作，并开始接触到少量不得不拔除下颌第一磨牙的正畸病例。随着时间的推移，我感觉到这样的病例越来越多，似乎呈逐年递增的趋势。

到了2023年底，我便萌生了做关于拔磨牙矫治方面的总结的念头，于是统计了2022年和2023年找我做了矫治的全部患者中拔磨牙矫治的患者的占比，结果发现占比高到有点让人吃惊，2022年的是22.67%，2023年的是21.29%！为了解占比是否为逐年递增的趋势，我进而回溯到2018年，统计结果为2018年8.27%、2019年16.69%、2020年17.27%、2021年16.86%。于是，我便想要更全面地了解整个广西在拔磨牙矫治方面的情况，但受条件所限，我只能了解到本科室近2年的情况。于是我便请广西医科大学附属口腔医院正畸科16位职称为主治医师及以上的同事，统计他们所有已做正畸的患者当中拔磨牙矫治患者的占比，结果发现2022年平均占比为20.19%，2023年平均占比为19.49%。毫无疑问，这占比实在是太高了！基于这些数据，我确定拔磨牙矫治应该和突面畸形的矫治一样，是具有广西特色的牙颌面畸形矫治。于是，我更坚定了要在这方面做研究的决心。

学而不思则罔，思而不学则殆。作为一名正畸医生，需要经常总结、反思和领悟，才能持续不断地提升自己的专业水平，从而更好地为广大人民提供高质量的诊疗服务。从2006年到2016年，我和我的团队在临床工作中发现，广西的突面畸形很具有地方特色。于是，我们团队对此进行了系列的临床诊疗和基础研究，再经过总结和凝练，于2016年出版了《突面畸形的矫治——安氏Ⅱ类1分类患者临床矫治实例解析》一书，并持续地将研究成果进行转化和推广。这一系列工作得到了认可，获得2019年的广西科学技术进步奖二等奖和广西医药卫生适宜技术推广奖一等奖。我们团队为人民的健康做出了一定的贡献。

如前所述，在广西，拔磨牙矫治病例的占比是非常高的，且具有地方特色。那么，造成这种高占比（即高拔磨牙率）的原因是什么？该如何深入地从基础和临床进行探究？临床中的矫治有哪些特色？我们团队矫治了这么多这样的病例，有哪些经验可以与同行分享？基于以上考虑，我们团队就萌生了总结临床经验和体会并与同行分享的想法。

　　然而，正畸临床矫治经验的分享，如何才能做到简单、清晰、高效？在分享我们团队经验的同时，如何能体现出我们的矫治理念？是偏重于临床经验和技术的讲解，还是多一些理论方面的详细叙述？要找到合适的切入点去讲这个"故事"，这不是一件容易的事情。

　　回想初学正畸之时，老师们不单注重技术方面的传授，更注重人文理念的教育和引导。特别是我的导师陈扬熙教授，他多年来一直注重给予我们人文理念的熏陶。我非常清楚地记得，陈老师在给我们讲《口腔正畸学》的绪论时，不单是讲专业，还讲正畸学的传承和发展，最后他告诉我们，学习正畸学就是科学思维的培养、审美素质的提高、观察能力的训练。陈老师还告诉我们，正畸医生应该是美的使者、艺术匠人和心理医生。无论是在日常生活、课堂中，还是在临床上，陈老师常通过借用传统文化中的一些理念，如"法无定法""非法法也"等，向我们传递矫治的思想和理念。我毕业后独立接诊各种各样的正畸患者，在临床上常常需要面对和解决各种问题。随着时光的流逝，我更加觉得老师教给我的思维方法、矫治理念等，比某一具体的理论或技术，在诊治患者上更有帮助。后来我也开始带研究生，在指导研究生的过程中，除传授一些我自己领悟到的东西外，更是秉承陈老师所传授的理念，让学生们积极开动脑子去思考和领悟。具体到这次编写《整体矫治理念——磨牙近移的正畸治疗》，我想就不能仅停留在如何近中移动磨牙关闭拔牙间隙的技术性层面，而应该结合临床病例的分享，去传达我们的矫治思维和理念。

　　某天，我正在思考着如何简单、清晰并高效地分享拔磨牙矫治的经验，回忆着这些年走过的正畸路程，回顾着恩师一路上给予的教诲和扶持，回想着这些年自己在矫治磨牙拔除病例的心得体会，一个叫作"整体矫治理念"的概念闯入了我的脑海。我认为，牙颌畸形虽然错综复杂、表现多样，但是万变不离其宗。拥挤、深覆𬌗、深覆盖、锁𬌗、开𬌗、反𬌗等，都不过是牙颌畸形的症状而已。在诊治各种牙颌畸形症状之时，正畸医生应具有大局观、整体观，遵循患者利益最大化的原则。这就是我们想要表达的整体矫治理念的部分内涵。

　　拔磨牙矫治具有矫治难度较大和疗程相对较长的特点，是比较具有特色的一类矫治，也颇具广西地方特色。既然我们团队在拔磨牙矫治方面积累了一些经验，那就以此为切入点，讲述在整体矫治理念指导下的磨牙近移的正畸治疗。整体矫治理念应贯穿整个拔磨牙矫治的过程。在前移、竖直磨牙时，不能仅停留在思考用什么技术和方法，而是应综合考虑到患者的年龄、审美倾向、整体咬合关系重建、牙槽生长改建潜力、牙槽嵴丰满度、垂直骨面型、咬肌力量、合作程度等，选用最简单、最高效的方式。

整体矫治理念更应体现在正畸治疗的各个方面。本书将从拔磨牙矫治的相对适应证、相对禁忌证、支抗设计、牙移动控制、难度、疗程、临床病例解析等方面，去表达我们在矫治磨牙拔除病例时对整体矫治理念的理解。希望通过努力，我们可以为正畸学专业贡献微薄力量。

莫水学

2024 年 5 月

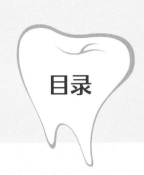

目录

第一章　整体矫治理念和磨牙近移的正畸治疗

所谓整体矫治理念，从字面上理解即不仅仅是针对错𬌗畸形的某个症状进行矫治设计和治疗，而是整体地考虑。整体矫治理念应贯穿在病史采集、检查、测量分析、诊断、方案制订、矫治过程的监控与调整以及医患沟通合作等方面。

传统经典的正畸学教材，为了方便教学及叙述，往往将错𬌗畸形的各种症状（如拥挤、深覆盖、深覆𬌗、牙列间隙、前牙反𬌗等）单独列出来讲解。但是在临床上，正畸患者的畸形往往不会表现得如教科书上所列的那样单一，经常是多种表现糅合在一起。因此，要进行整体的资料收集，进行详细的测量分析，得出全面的诊断，列出可行的矫治方案……在矫治过程中灵活地将生物力学、生物学等各方面知识综合运用，才能给患者带来平衡、稳定、美观的矫治结果。

整体矫治理念认为，如果可以简化地把错𬌗畸形看作一个病种的话，那么拥挤、深覆盖、牙列间隙、前牙反𬌗、后牙锁𬌗等都是错𬌗畸形这个"病"的症状而已。矫治错𬌗畸形，就应该对患者的整个口颌系统乃至全身心的健康有通盘的考虑，而不是仅仅停留在解决各种症状上。

总的来说，整体矫治理念体现在正畸治疗的各个方面。具体来说，整体矫治理念应包括但不仅仅局限于以下内容。

1. 主诉及病史采集方面

绝大多数寻求正畸帮助的患者的主诉都是要解决牙面不美观的问题。但作为专业正畸医生，在尊重患者主诉的同时，我们必须清醒地认识到，牙面美观必须建立在牙颌系统平衡和动态稳定的基础上才是健康的、持久的。很多患者的主诉都过于模糊，仅仅是说想要牙面变得更好看，还有些患者的主诉是不现实的甚至是违反专业准则的。对于模糊不清的主诉，一定要通过沟通使其清晰、量化。对于不现实的主诉要明确告知患者其难以实现。在病史采集方面，口腔医生往往容易局限于口腔局部，对患者的全身情况、个人病史、家族史、心理状况了解不够。

2. 临床检查、资料收集和资料留存方面

资料一定要全面、详细，患者的所有问题都要被发现和记录下来。应特别注意的是，医生不能仅关注患者错𬌗畸形的表现，还需要关注患者的整个口颌系统。经常得不到足够重视的是颞下颌关节疾病、黏膜病变、邻面龋、下切牙先天缺失、X线影像上表现不够典型的根尖病变和埋伏多生牙等。

3. 诊断方面

诊断不仅要包括正畸专业上的错𬌗分类，垂直、矢状骨面型分类和主要临床特征，还要包括其他非正畸专业的诊断，如关节、牙体牙髓、牙周等方面的诊断。这样，诊断在制订方案时更具指导意义。

4. 方案制订方面

医生在制订方案时要遵循患者利益最大化原则。首先，制订方案时要将患者的所有问题都考虑到，即使有不能解决的问题，也要向患者解释清楚。其次，每一位患者的方案制订，在尊重和解决其主诉问题的同时，更重要的是医生需要从专业角度出发，以平衡、稳定和美观为指导目标，以尽量接近"理想正常𬌗"的"个别正常𬌗"为指导标准。简而言之，正畸治疗不是只有"一目标、一标准"。另外，医生对每一位患者都应该提供2个或2个以上的正畸方案，并明确列出每个方案的优缺点。

5. 治疗方面

整体矫治理念强调的是各种矫治方法、矫治技术的综合、灵活运用，而不是拘泥于某一种技术流派；大道至简，尽量使用最简单、简洁的治疗方法；在矫治效能、疗程、费用等方面也需综合考虑，力求患者利益最大化。

6. 治疗过程中的复诊监控与调整方面

一旦开始了正畸治疗，就要强调以下两点。一要强调建立良好的医患互动关系，特别强调每位患者都应具有非常高的依从性；二要强调医生一开始就把托槽及其他矫治附件、粘接调整到正确的位置，并向患者强调从始至终不能咬掉托槽或附件的重要性。这样，每次复诊时不仅处置简单，矫治效率也非常高。

如前言所述，在临床上寻求正畸治疗的患者当中，各种原因导致的磨牙（特别是下颌第一磨牙）严重龋坏、慢性根尖周炎症、残根甚至初诊前就已缺失的情形非常多见。在这些情形之下，基于整体矫治理念，为了使患者利益最大化，在制订矫治方案时，正畸医生往往会考虑拔除难以保留的第一磨牙，并利用所掌握的知识、技术和技巧，前移后方的第二、第三磨牙，去关闭第一磨牙的拔牙间隙。但是，这样的矫治方案会有疗程稍长、下颌后牙朝前移动时控制起来比较困难等问题，实施起来可能会比较艰难。

经过多年的临床实践，我们团队积累了一些经验，并经过不断地总结、反思和凝练，形成了较为系统的诊疗理念和技术体系。比如，正畸治疗应该力求患者利益最大化，治疗应该简单、清晰、高效，支抗控制应该体现"五维"观念，治疗过程中弓丝的使用应遵循"由细到粗、由圆到方、由软到硬"的顺序……

第二章　正畸减数磨牙的相对适应证与相对禁忌证

磨牙承担着重要的咀嚼功能。拔磨牙进行正畸治疗绝不是常规选项，只有那些难以保留的磨牙才考虑拔除。

第一磨牙是全口恒牙中最先发育、最早萌出、发挥最强咀嚼功能的恒牙。作为重要的支抗牙和建立稳定咬合关系的基石，第一磨牙甚至对整个口颌系统都具有重要意义。但由于下颌第一磨牙是口内最早萌出的恒牙，其患龋率非常高。第二磨牙萌出时间较晚，患龋率相对较低。第二磨牙同样具有十分重要的咬合作用和支抗作用。在正畸过程中，相对于拔除前磨牙，拔除第一、第二磨牙的矫治设计更加困难，要更多地关注磨牙关系的建立、支抗设计、拔牙间隙关闭时磨牙的整体移动、矫治时间、第三磨牙的咬合建立等问题，所以正畸治疗时通常不会轻易减数拔除第一、第二磨牙。但在磨牙难以保留、处理牙弓后段拥挤、调整咬合关系、纠正颌骨长宽高不调问题时，拔除第一、第二磨牙较拔除前磨牙更具优势。当临床上遇到以下情况，可以考虑拔除第一、第二磨牙。

一、相对适应证

1. 牙体病变较严重（预后较差或无法保留）

当出现第一、第二磨牙的广泛龋坏甚至残根、残冠或大面积充填物、牙髓根尖周病、重度釉质发育不全等情况时，应根据病牙优先的原则拔除第一、第二磨牙，而不是选择拔除完好的前磨牙（图 2-1 至图 2-5）。

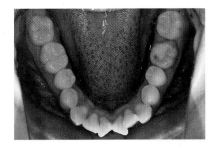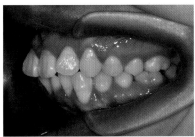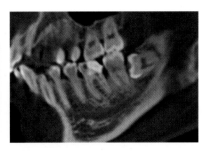

图 2-1　D6 𬌗面及远中面大面积充填影像，预后不良，拔除 D6，近中移动 D7、D8

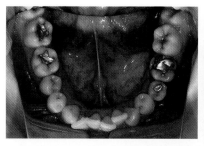
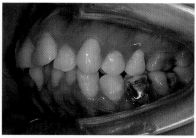
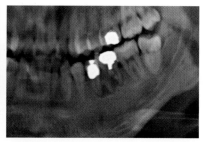

图 2-2　D6 根折，根分叉及近中牙槽骨严重吸收，不能保留，拔除 D6，前移 D7、D8

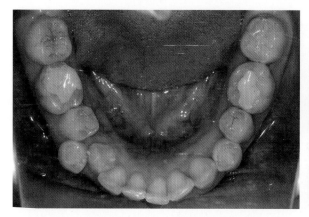
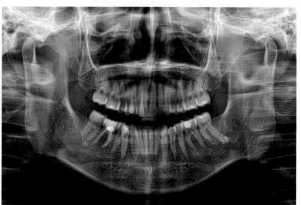

图 2-3　C6 近中根根尖 1/3 器械分离，远期预后不确定，患者选择拔除 C6，前移 C7

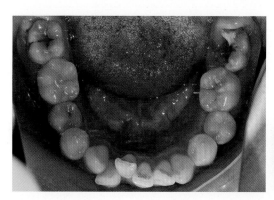
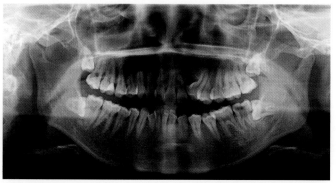

图 2-4　D7 𬌗面及舌面大面积龋坏，远期预后较差，可考虑拔除 D7，前移和竖直 D8

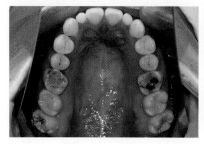
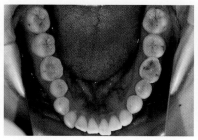
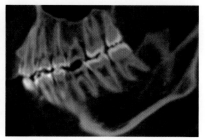

图 2-5　4 颗第一磨牙釉质发育不全，磨耗严重，智齿垂直萌出，条件良好，可考虑拔除 4 颗第一磨牙，关闭拔牙间隙，矫正突颌

2. 第一、第二磨牙阻生

当第一、第二磨牙阻生较深或水平阻生甚至伴牙根发育不良，或第一、第二磨牙原发性萌出障碍，根骨粘连，正畸牵引的难度大及时间过长，或牙齿难以移动时，可以考虑拔除患牙，前移后面的磨牙代替患牙建立咬合（图2-6至图2-8）。

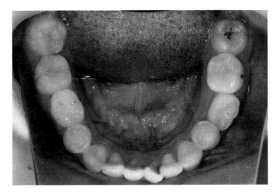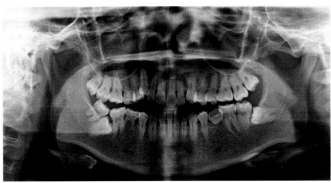

图2-6　C7近中阻生，扶正难度较大，正畸过程可以选择拔除C7后前移C8简化治疗

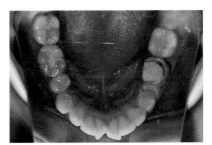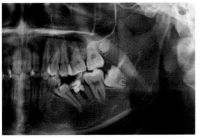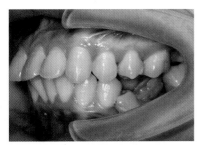

图2-7　D6近中阻生，并伴有较大面积龋坏，预后差，拔除D6后前移D7、D8

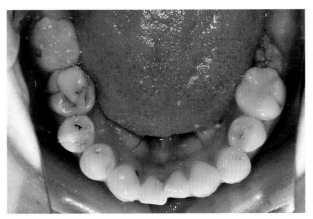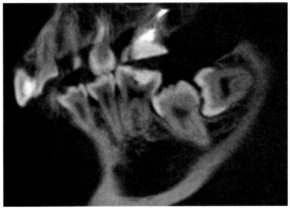

图2-8　D7原发性萌出障碍，预判牙齿移动困难，拔除D7，竖直、前移D8代替

3. 牙弓后部拥挤

牙列拥挤存在于牙弓后部，磨牙后段间隙不足。第一、第二磨牙严重错位（锁𬌗、严重颊舌错位、扭转），特别是当第二磨牙严重拥挤、错位时，需要拔除第三磨牙才可改正位置，而当第三磨牙可利用的情况下可以选择拔除第二磨牙，前移第三磨牙，简化治疗过程（图 2-9）。

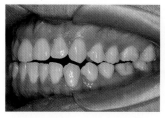 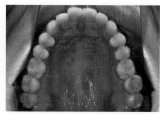 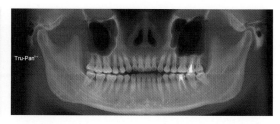

图 2-9　B7 明显颊侧倾斜且为死髓牙，拔除 B7 后前移 B8 可以简化治疗

4. 前牙开𬌗高角病例

当患者前牙开𬌗而且垂直骨面型为高角时，拔除第一或第二磨牙后，近中移动后序磨牙能够利用楔形效应有效解除开𬌗。拔除的磨牙位置越靠后效果越明显（图 2-10）。

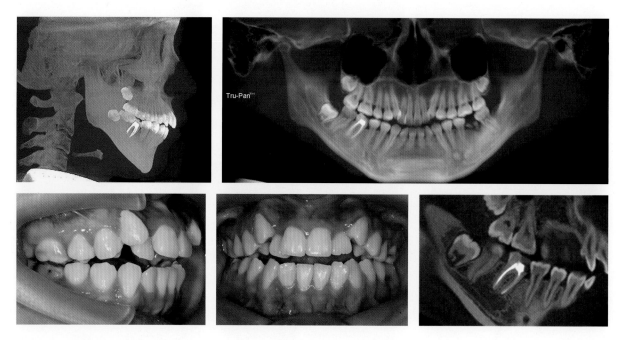

图 2-10　虽然 C6 已经做了根管治疗，但是患者垂直骨面型为高角并伴有开𬌗，拔除 C6，前移 C7、C8，相较拔前磨牙可以更有效地改善开𬌗

5. 阻生磨牙导致前方磨牙牙根吸收

磨牙低位近中阻生导致前方磨牙远中根吸收，使根吸收的磨牙远期预后不佳时，可以拔除前方磨牙后竖直并前移阻生磨牙，建立正常咬合关系（图 2-11）。

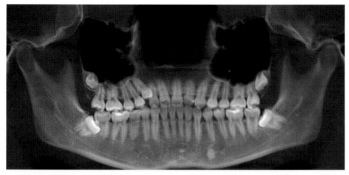
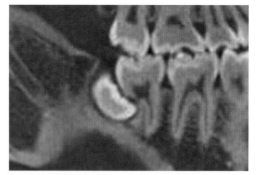
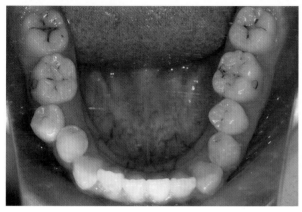
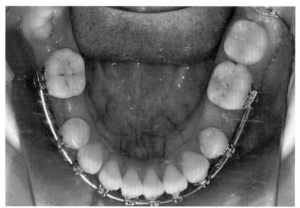

图 2-11　患者 C8 低位近中阻生导致 C7 远中根牙根吸收，远期预后不佳，可拔除 C7，前移竖直 C8

6. 重度牙列拥挤或拔除前磨牙矫治结束后覆盖仍然较大

严重牙列拥挤单靠拔除前磨牙不足以排齐牙列时，可以同时拔除第二磨牙，推第一磨牙向远中，前移第三磨牙代替第二磨牙，以解决严重的牙列拥挤。Ⅱ类错𬌗畸形患者拔除前磨牙矫治后覆盖仍然较大或矫治后复发，可以拔除上颌第二磨牙，推第一磨牙向远中，建立正常覆𬌗覆盖及中性咬合关系。

7. 骨性Ⅲ类临界病例，患者不同意手术治疗

骨性Ⅲ类临界病例，患者不同意手术治疗时，可考虑拔除双侧下颌第二磨牙或第三磨牙，后退下颌牙弓来改正前牙反𬌗。

二、相对禁忌证

1. 年龄

一般而言，成人患者的牙移动速率与儿童患者的相比较为缓慢，如果拔除磨牙，需长距离地移动牙齿，会导致矫治疗程过长，各种矫治风险增加。18～25岁的患者正处于第三磨牙的萌出期，第三磨牙的萌长力可以促进磨牙近移，有利于间隙的关闭。但对于25岁以上的患者，磨

牙近移较为困难，可能导致矫治疗程的延长。

2. 垂直骨面型

应当放宽高角患者拔除磨牙的适应证，因为高角患者颌骨骨密度较低，咀嚼肌力较弱，磨牙易于前移，间隙更易关闭。高角患者多伴有前牙开𬌗倾向，拔除磨牙后有利于开𬌗的治疗。应严格把控低角患者拔除磨牙的适应证，因为低角患者颌骨骨密度较高，咀嚼肌力较强，磨牙不易于前移。另外低角患者常伴深覆𬌗，前移磨牙不利于深覆𬌗的矫正。低角患者更适合应用拔除前磨牙或推磨牙向后及扩大牙弓宽度的方法排齐牙列。

3. 局部骨组织状况

对于一些磨牙长期缺失，或者拔除磨牙时创伤过大，导致缺牙区牙槽骨骨量不足（包括垂直向及颊舌向骨量不足）的患者，近移后序磨牙往往比较困难，易出现间隙无法关闭、后序磨牙松动、牙齿倾斜移动等不良后果。在制订矫治方案时应充分告知患者治疗风险与不良后果，必要时应在治疗前或治疗中行牙周植骨和／或牙周辅助加速成骨正畸（PAOO）（图 2-12）。

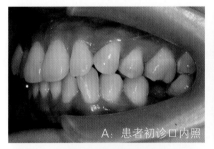
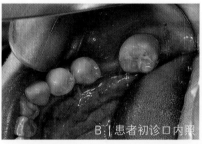
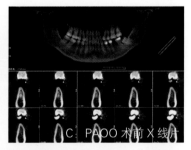
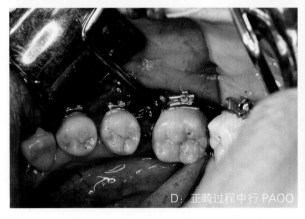
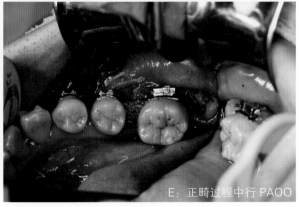

图 2-12　患者 D6 拔牙窝牙槽嵴顶骨质较薄，不利于后面磨牙前移，需行 PAOO 利于 D7 前移

4. 第三磨牙缺失、位置不佳或者形态异常及发育不良

制订正畸治疗方案时要全面评估第三磨牙的情况，如第三磨牙是否存在（图 2-13）；其牙根及牙冠发育程度，是否存在冠部畸形或牙根过短的情况；牙胚位置是否有利于其自身主动萌出或正畸牵引等。

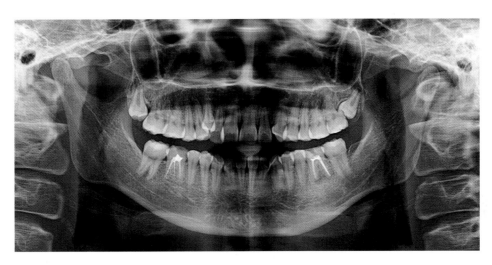

图 2-13　下颌第三磨牙缺失，第一磨牙根管治疗不佳

第三章　磨牙近移的支抗设计和牙移动控制

如前所述，只有难以保留的磨牙才考虑拔除，而临床上最常见的是拔除下颌第一磨牙，将后序磨牙朝前移动，关闭拔牙间隙，这样患者口内保留的全部是自己的天然牙，益处最大。

上颌的磨牙拔除后，由于上颌骨骨质较疏松，拔牙间隙关闭比较容易，与常规拔除前磨牙的情况无太大的差别，在此就不多叙述。

本章将以典型的拔除下颌第一磨牙的病例来说明如何进行支抗设计和牙移动控制。

一、磨牙近移的支抗设计

1. 三类支抗的传统定义

正畸矫治过程中，任何施加于矫治牙的力，必然同时产生一个方向相反、大小相等的反作用力，能抵抗该反作用力的结构被称为支抗。Stoner 以拔牙后允许下后牙前移的量为度，将下后牙支抗分为三类：最小支抗，此种设计允许下后牙前移量超过拔牙间隙的 1/2（约 4 mm）以上；中度支抗，允许下后牙前移量为拔牙间隙的 1/4 ～ 1/2（2 ～ 4 mm）；最大支抗，允许下后牙前移量不能超过拔牙间隙的 1/4（约 2 mm）。

2. 拔牙病例临床上支抗丧失的常见情况

通过多年的临床实践，我们发现，就拔牙病例而言，后牙支抗丧失的情况多发生在上颌，下颌后牙支抗丧失很少发生。由此可见，要前移下颌后牙是件比较困难的事情。虽然传统的支抗被定义为能抵抗反作用力的一些结构，但是将支抗理解为正畸医生能够控制牙移动的能力更贴切。

3. 支抗控制需要体现"五维控制"观念

人体是三维结构，因此，支抗控制首先是要体现在对牙颌"长、宽、高"物理三维空间的施力控制。其次需要控制的是时间，因为轻柔的正畸力需要足够的作用时间，才能产生合意的牙移动。最后，只有良好的医患合作才能带来满意的疗效。总结就是"五维控制 ='长、宽、高'三维 + 时间 + 医患互动"。

对于拔除下颌第一磨牙，需要前移后序磨牙关闭拔牙间隙的病例，大多数后牙支抗形式都是弱支抗，有些情况下甚至是"零"支抗！这种"零"支抗，在临床上反而不容易实现。此种情形下，下牙弓内以前段牙弓"5-5"连为一个整体作为支抗（图3-1），去前移两侧各1颗7，前牙段支抗经常是不够的，下切牙容易出现过于直立甚至舌倾的情况，需要引起重视。

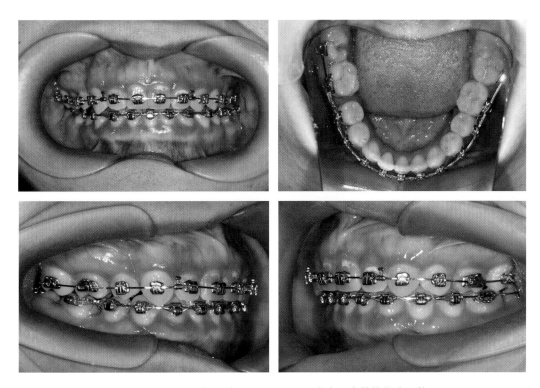

图 3-1 下牙弓内以前段牙弓"5-5"连为一个整体作为支抗

4. 临床拔磨牙矫治支抗的几种常见情形

（1）前后牙中等支抗。

前后牙中等支抗病例是临床上最多见的。广西是突面畸形高发区，多数拔下颌6的患者，也需要拔上颌牙，上下颌前牙都要内收以改善牙面突度。在这些情况下，前后牙相互支抗再加些Ⅱ类颌间牵引即可。过程中需要加强观察，排齐整平牙列、建立尖牙中性关系后再开始做下颌颌内前后牙齿的对牵，同时加Ⅱ类颌间牵引，并注意治疗过程中保持住尖牙中性关系。如果在整个矫治过程中，患者合作良好，按医嘱挂颌间牵引，尖牙关系也都能保持中性关系，那么就能达到良好的矫治效果。详见图3-2至图3-4。

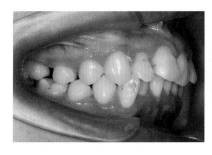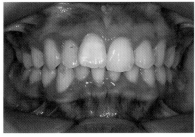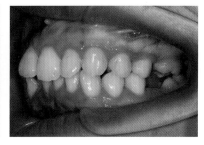

图 3-2 初诊，患者上下牙弓前突、轻度拥挤

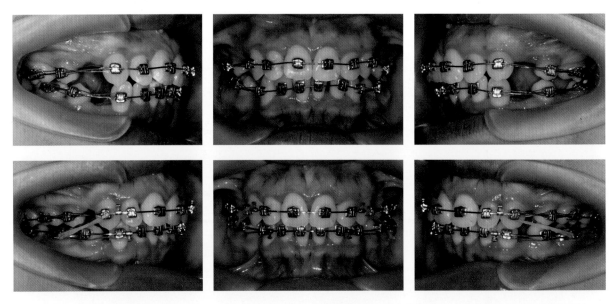

图3-3 治疗过程拔除4颗4，前后牙中等支抗，前牙内收解除拥挤、改善突度，后牙前移共同关闭拔牙间隙

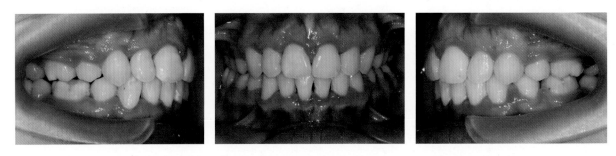

图3-4 矫治结束，建立前牙正常覆𬌗覆盖及后牙中性关系，矫治效果良好

（2）下颌前牙强支抗，后牙"零"支抗。

下颌前牙强支抗，后牙"零"支抗常常出现在单下颌拔磨牙的病例中。这类患者牙齿排列整齐或者轻度拥挤，咬合关系良好，骨性Ⅰ类，直面型，不允许下颌前牙内收，需要额外辅助措施，如微种植体支抗、靴形曲，才能很好地前移7和8去关闭6的拔牙间隙（图3-5）。

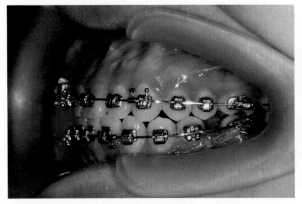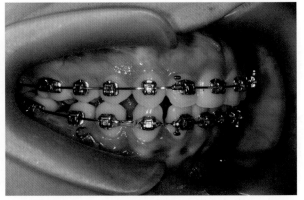

图3-5 微种植体支抗辅助近移磨牙（左为直接牵引，右为间接牵引）

（3）固定舌弓支抗辅助近移磨牙。

对于拔下颌第一磨牙的前牙强支抗病例，以舌弓连接整个前牙段作为整体支抗，通过颌内牵引和颌间牵引近移磨牙，能有效预防下颌前牙的舌倾和支抗丢失。

（4）横腭杆和 Nance 托支抗辅助近移磨牙。

横腭杆和 Nance 托通过连接上颌第一磨牙将上颌前牙段连接成一个整体作为支抗，并辅以前腭部骨性支抗，近移磨牙，可有效维持前牙段的稳定（图 3-6 至图 3-8）。

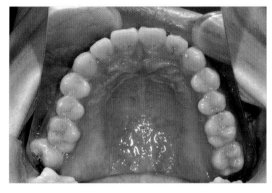
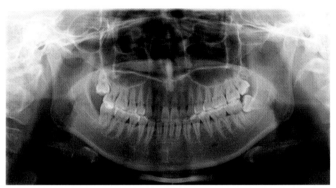

图 3-6　初诊时，A7 深龋、锁𬌗　　　　　图 3-7　初诊时，A8 形态、大小较好

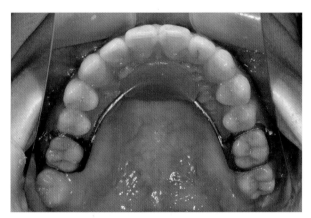
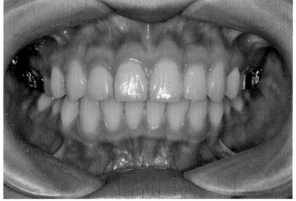

图 3-8　连接 A6、B6 将上颌前牙段连接成一个整体作为支抗，前移 A8

（5）关闭曲法近移磨牙。

在倾斜磨牙的近中弯制 T 形曲、靴形曲、泪滴曲等关闭曲来近移磨牙关闭间隙（图 3-9）。通过 T 形曲或靴形曲使弓丝长度增加，应力柔和，在曲的部位应力中断，减小了竖直和前移过程中磨牙伸长和对支抗牙的反作用力。

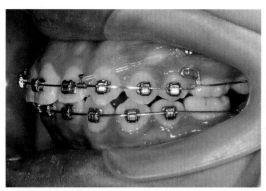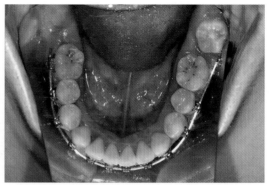

图 3-9　靴形曲辅助竖直磨牙、关闭间隙

二、磨牙近移的牙移动控制

牙移动控制需要体现"五维控制"的观念，磨牙近移的牙移动控制也是如此。以下介绍一些临床常用的竖直智齿的方法，直丝弓自锁托槽矫治技术近移磨牙矫治流程中的整体牙移动控制，以及对近移磨牙自身的三维控制。

1.临床常用的竖直智齿的方法

（1）连续镍钛弓丝竖直法。

对于第三磨牙牙冠萌出较多者，可以尽早在第三磨牙上粘接颊管将其纳入矫治，顺序性地更换镍钛弓丝，以前段牙弓为组牙支抗，利用弓丝的回弹性能使第三磨牙慢慢竖直（图 3-10）。

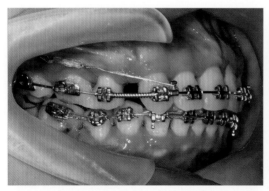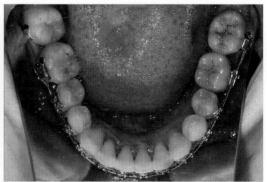

图 3-10　顺序性连续弓丝竖直排齐 C8

（2）局部竖直装置。

矫治初期，第三磨牙尚未萌出或者萌出不足的，可以先不将其纳入矫治系统，待第二磨牙近中移动，为第三磨牙萌出提供空间，第三磨牙自行萌出一部分后，再粘接颊管。此时，前段牙弓已经进入关闭间隙阶段，为了避免前牙段的往返移动，后牙段可用片段弓竖直排齐第三磨牙，可以使用片段镍钛辅弓、竖直辅弓或正畸垂钓牵引辅弓（图 3-11 和图 3-12）。

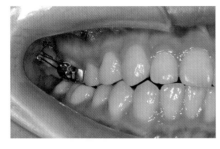
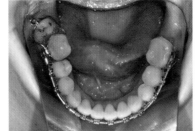
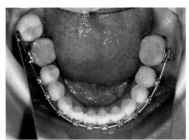

图 3-11　片段辅弓竖直排齐第三磨牙　　　　　　图 3-12　正畸垂钓牵引辅弓

但若第三磨牙缺乏积极的萌长力，轴倾角大或低位阻生，第二磨牙近移快到位时其仍未萌出者，可以进行第三磨牙的开窗导萌术，以将其尽快纳入矫治系统，缩短矫治疗程（图3-13）。

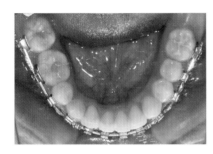
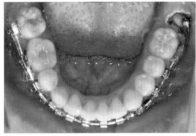
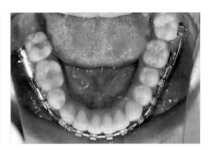

图 3-13　切除部分牙龈暴露 D8，术后 5 个月基本竖直排齐 D8

2. 直丝弓自锁托槽矫治技术近移磨牙矫治流程中的整体牙移动控制

直丝弓自锁托槽矫治技术源于传统的直丝弓技术，二者的原理和矫治流程本质上是一样的。不同的是自锁托槽不用结扎，省去大量的椅旁操作时间。但自锁托槽不太能"跳跃式"地更换弓丝，需要严格按尺寸逐步增加弓丝粗度，总体严格遵守"由细到粗、由圆到方、由软到硬"的弓丝使用和更换原则。另外，使用自锁托槽的话，不方便在硬的主弓丝上做一些弯曲，去解决一些因托槽数据与患者不匹配等产生的问题。也就是说使用自锁托槽的话，不方便在硬的主弓丝上打外展弯、轴倾弯、转矩弯等，如果主弓丝上有这些额外弯曲，那么弓丝很难完全就位，自锁托槽的滑盖也会盖不上。（注：本书所说的自锁托槽都是指"被动式"自锁托槽，那些"主动式"自锁托槽不好用。）

（1）排齐阶段。

①轻力原则。排齐阶段应用细的、圆的、弹性好的镍钛丝，顺序性更换更粗的镍钛圆丝，排齐牙列。

②尖牙后结扎。目的是通过尖牙后结扎，利用后牙的支抗力，引导尖牙向后移动，利于前段牙弓的排齐。对于尖牙关系为远中关系、下颌前牙不需要内收者，下颌可不做尖牙后结扎。

③弓丝末端回弯。主要目的是维持牙弓长度，利用后牙的支抗力，防止排齐过程中前牙唇

倾，也防止主弓丝向一侧滑出从而刺伤颊部黏膜。每次更换更粗的镍钛圆丝后，都要进行弓丝末端回弯。

排齐阶段，使用弓丝的顺序为：第一根弓丝使用 0.012 in[①]镍钛丝，之后的顺序为 0.014 in、0.016 in、0.018 in 镍钛丝。

（2）整平阶段。

充分整平，减小主弓丝与槽沟间的摩擦力，对于内收前牙及前移后牙都是非常重要的。

对于基本排齐后前牙覆𬌗较深的病例，需要尽早使用硬的主弓丝去整平牙列。可以先使用 0.016 in 澳丝，再用 0.018 in 澳丝、0.016 in×0.022 in 不锈钢丝过渡，必要时将其弯成摇椅形态配合Ⅱ类牵引，然后更换为 0.017 in×0.025 in 不锈钢丝，使用 1～2 个月，还可以配合弓丝加摇椅＋Ⅱ类牵引，最后用 0.019 in×0.025 in 不锈钢丝。大多数病例在 0.019 in×0.025 in 不锈钢丝就位后 1～2 个月基本能整平。

对于基本排齐后前牙覆𬌗较浅的病例，可遵循"由细到粗"原则，从 0.016 in×0.022 in 镍钛丝，到 0.017 in×0.025 in 镍钛丝，再到 0.019 in×0.025 in 镍钛丝，使得槽沟基本被整平，最后过渡到 0.019 in×0.025 in 不锈钢丝。如果 0.019 in×0.025 in 的镍钛丝不好直接过渡到 0.019 in×0.025 in 不锈钢丝，可以先用 0.017 in×0.025 in 不锈钢丝 1～2 个月，再过渡到 0.019 in×0.025 in 不锈钢丝。牙列充分整平，感觉到摩擦力较小之后，就可以进入关闭间隙阶段。

（3）关闭拔磨牙间隙及智齿的竖直和前移阶段。

第一磨牙缺失或者拔除的病例临床上一般包括以下 2 种情况。对于智齿阻生的病例，临床过程通常是先排齐整平前牙段，近移 7，同时观察 8 的萌出。待 8 部分萌出后将其竖直近移，同时继续近移 7 关闭拔牙间隙，以实现高效矫治。其中有大部分病例在 7 近移到位后 8 仍萌出不足或没有萌出，此时要对 8 的情况重新拍片评估后考虑对其进行开窗助萌。对于矫治初期智齿已经萌出到位的病例，则应尽早将其纳入矫治系统，进行竖直和顺序性近移，有部分 8 会随着 7 的近移而近中移动，有部分不会，需要主动牵引。

（4）精细调整咬合关系阶段。

如果最初托槽和颊面管都粘到非常理想而正确的位置，一般不会有很明显的"精细调整咬合关系阶段"。局部的咬合接触不好，大多数情况下是托槽或颊面管粘接位置不正所致。可调整托槽或颊面管的位置，再换回 0.016 in 或 0.018 in 镍钛丝，调整 1～2 个月即可。

3. 对近移磨牙自身的三维控制

关闭间隙阶段使用的弓丝应具有足够的硬度，以作为磨牙近移的轨道。此时要从三维方向对近移磨牙进行控制。

---

① 1 in 等于 2.54 cm。

（1）矢状向控制。

磨牙近移时，受力位于阻抗中心𬌗方，除了产生使磨牙近中平动的力，还会产生使磨牙近中旋转的力矩。同时，磨牙近移的反作用力会使前牙段受到舌倾的力和力矩。因此，为了使受力平衡，可在弓丝上设计后倾弯或摇椅弓，来抵抗磨牙近移时的冠近中倾斜和前牙舌倾。同时配合颌间Ⅱ类牵引，以预防前牙舌倾（图3-14）。

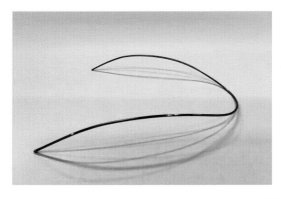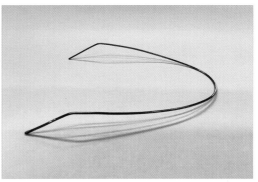

图3-14 摇椅弓及后倾弯

（2）垂直向控制。

磨牙近移时，垂直向分力会使磨牙和前牙都伸长。因此，可以在弓丝上设计后倾弯，压入前后牙，实现对前部牙列和磨牙的垂直向控制。

（3）横向控制。

磨牙近移时，受力位于阻抗中心颊侧，会产生使磨牙舌倾和近中舌向扭转的力矩。考虑到磨牙近移是从牙弓宽的位置移动到前部牙弓稍窄的地方，通常不需要在弓丝上做过多横向的处理。但在磨牙将出现较严重舌倾的趋势，或主弓丝不够粗时，需要在第二双尖牙的远中设计外展弯，以抵抗磨牙近移时的近中舌向扭转和舌倾（图3-15），维持磨牙近移时牙根位于松质骨内，减少对前牙支抗的消耗，提高牙齿移动效率。

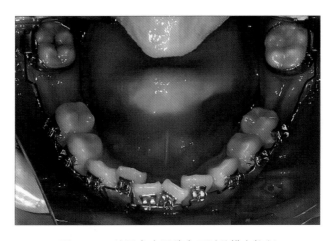

图3-15 外展弯在近移磨牙时的横向控制

第四章　影响拔磨牙矫治难度的因素和缩短疗程的方法

临床上，拔除下颌和／或上颌第一磨牙，以及前移第二、第三磨牙的情况较多。但拔磨牙不是常规选项，一定是难以保留的磨牙才拔除，拔牙后还要移动后面的牙齿朝前来关闭拔牙间隙。拔磨牙矫治的难度较大，需要有正确的思维、理念作指导，有足够的临床技术运用能力作保障。

一、影响拔磨牙矫治难度的因素

目前，还没有足够多的研究来为拔磨牙矫治的难度分级。通过较大量临床病例的分析总结，我们团队初步将影响拔磨牙矫治难度的因素归纳如下。

1.患者的垂直骨面型

垂直向为高角的患者，牙槽骨骨密度较低，咬合力较弱，牙齿移动较快，拔除第一或第二磨牙后，后序磨牙朝前移动较快，矫治难度相对较低；反之，垂直向为低角的患者，牙槽骨骨密度较高，咬合力较强，牙齿移动较慢，拔磨牙后，后序磨牙朝前移动较困难。一般来说，对于低角患者，正畸医生应尽量不要考虑拔磨牙后将后序磨牙朝前移动来关闭间隙（图4-1）。

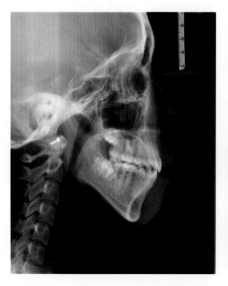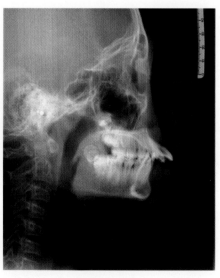

图 4-1　高角患者（左）与低角患者（右）的影像学对比

2.年龄因素

一般来说，若患者年龄大于 25 岁，则矫治难度较大。

16 ～ 25 岁的患者刚好处于下颌智齿萌出期或萌出后期，从生长发育角度来看，处于颅面第四快速增长期，矫治难度较小，疗程也往往较短。

年龄较小的患者，牙周组织代谢、改建活跃，矫治难度也较低，疗程往往比较短。但年龄过小的患者，通常下颌智齿牙根还未形成，距离它们萌出的时间还较远。此种情形，需要在制订方案时就考虑到。这类患者下颌 8 萌出时，其下颌 8 可能会自行调整到正常的位置（如图 4-2 所示，也可参照第五章的病例六和病例十四），也有可能会有前倾、扭转等位置不正的情况，需要再做局限性矫治将其竖直、扶正（图 4-3）。

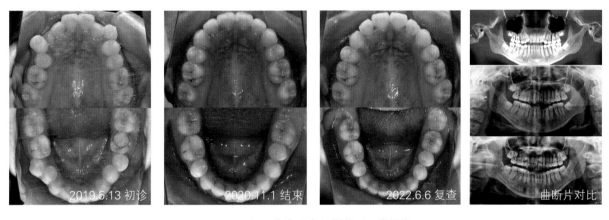

图 4-2　下颌 8 萌出后自行调整到正常的位置

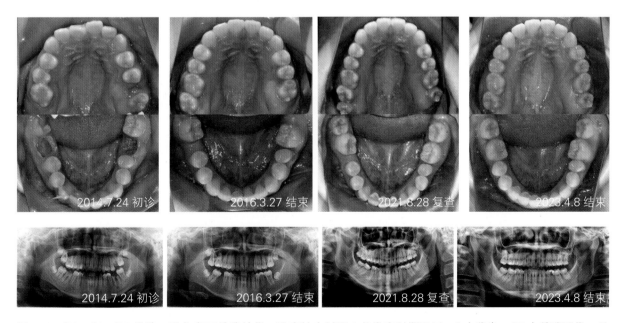

图 4-3　B6、C6、D6 拔除，后序磨牙前移替代，治疗结束时距 8 的发育时期尚早，8 未萌出。C7 未前移到位，是为了能与对颌 6、7 均有咬合。结束后的随访复查可见，随着 8 的发育及自行调整，剩余间隙关闭，咬合良好

3. 第一或第二磨牙拔除的时间

刚拔除不久的磨牙，其拔牙间隙处的牙槽骨高度、宽度均丰盈，将后序磨牙前移关闭拔牙间隙相当容易。但如果磨牙被拔除的时间太久，剩余牙槽嵴吸收较多，就会导致高度太低，内外向也比较薄，这时间隙的关闭较困难，需要更慢地移动牙齿，以使牙槽骨得到更好的塑建（图4-4）。

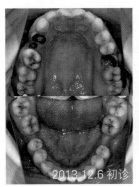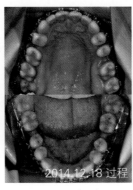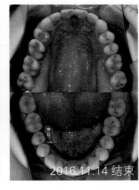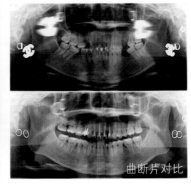

图4-4　C6、D6拔除时间较久，牙槽嵴高度及宽度减小，间隙的关闭较困难，需要更慢地移动牙齿，治疗难度较大，疗程更长

4. 智齿因素

智齿因素主要考虑智齿阻生与否，阻生的位置以及智齿的萌长力。如果智齿垂直阻生或前倾阻生，矫治难度就较小（图4-5）。如果下颌智齿阻生位置较低，呈水平阻生，则矫治难度较大，此类患者一般疗程较长，也存在智齿难以牵拉到位的风险（图4-6）。这些情况在制订方案时就需要和患者交代清楚。

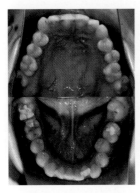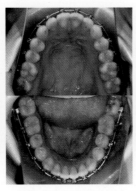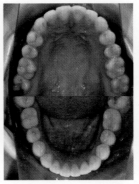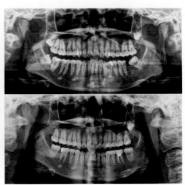

图4-5　根尖孔未闭合、有萌长力、前倾阻生的下颌智齿，拔除磨牙后智齿自行前移萌出，因此疗程较短，总疗程仅20个月

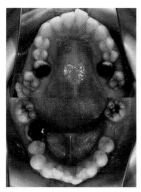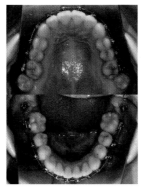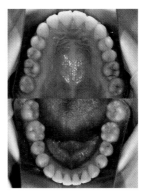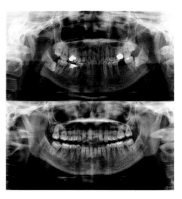

图 4-6　根尖孔已闭合、低位水平阻生的下颌智齿，随着第二磨牙前移，智齿也有向前的趋势，但仍需将水平阻生的智齿竖直排齐，难度较大，因此疗程较长，总疗程为 36 个月

　　第一磨牙被拔除后，随着第二磨牙朝缺隙处调位，智齿也自行朝前萌出，此种情形矫治难度较低（图 4-7）。有些智齿缺乏萌长力，在此情况下，矫治难度较大，甚至可能因智齿难以牵拉出来而不得不调整矫治方案（图 4-8 和图 4-9）。

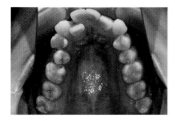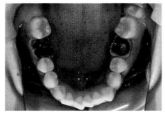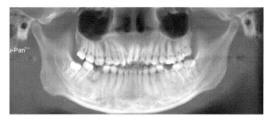

图 4-7　左下智齿垂直阻生，但具有一定的萌长力，左下智齿自行萌出

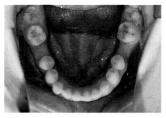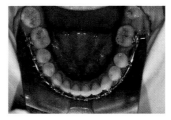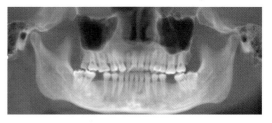

图 4-8　双侧下颌智齿均正位萌出，根尖发育完全，双侧智齿萌长力不同。随着第二磨牙前移，右下智齿自行跟随前移，但左下智齿未能自行前移，因此下颌双侧的拔牙间隙关闭速度不一致

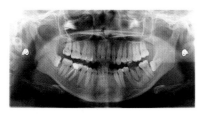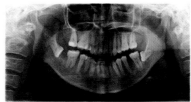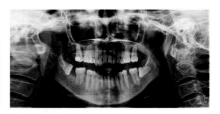

图 4-9　同一患者治疗前、治疗结束、治疗结束后 1 年半复查的曲断片对比，双侧下颌智齿埋伏阻生，无萌长力，在前移下颌第二磨牙后双侧下颌智齿仍难以自行跟上，因此无法将智齿牵引出来。选择不完全关闭下颌第一磨牙的拔牙间隙，使双侧下颌第二磨牙与对颌的 2 颗磨牙均有咬合接触

5. 某些特殊情况

在某些特殊情况下，同一区域同时拔除了 5 和 6，由于拔牙间隙太大，关闭间隙需要的时间就更长。此外，支抗的设计与控制的难度也增加了（图 4-10）。

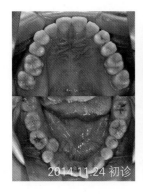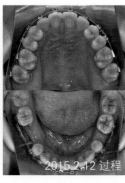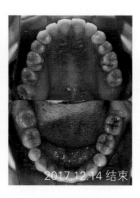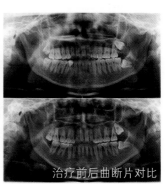

图 4-10 特殊情况导致矫治难度增加

二、缩短拔磨牙矫治疗程的方法

拔磨牙后，由于拔牙间隙比较大，达到了 11 ～ 12 mm，比常规拔前磨牙的间隙大，因此关闭拔牙间隙需要更长的时间。此外，由于拔了第一磨牙、前移第二磨牙之后，多数情况下第三磨牙还需要竖直和前移，因此疗程就更长了。但是，就我们团队的病例而言，由于拔磨牙矫正的大多数是成年患者，依从性往往比较高，能按时复诊、按医嘱挂牵引橡胶圈等，因此，疗程也不会太长。除少数难度较大的病例外，绝大多数拔磨牙矫治的病例，主动矫治疗程平均为 30 个月，其中疗程最短的为 15 个月，疗程最长的为 48 个月。

那么，如何做到高效矫治，使疗程不要太长？需要从多方面进行考虑。

1. 提高患者依从性

整体矫治理念认为，一旦开始正畸治疗，患者的依从性对治疗疗程的影响将排在首位。加强对患者的宣教，提高患者依从性，指导患者保持良好的口腔卫生和牙周状态，注意饮食，避免矫治附件松脱，按时复诊，可为矫治的顺利进行奠定良好的患方基础。

2. 掌控好将第三磨牙纳入矫治系统的时机

临床中应先近中移动第二磨牙，观察第三磨牙的情况，再选择适合的时机将第三磨牙纳入矫治系统。必要时可定期拍片检查，以便更好地了解第三磨牙位置变化情况。对于牙轴倾斜度不大（一般认为小于 25°）且较高位的第三磨牙，处于萌出活跃期（患者年龄一般为 16 ～ 20 岁）的第三磨牙，动态观察发现第三磨牙位置变化处于向好趋势，纳入时机可适当延后，充分利用其自身萌长力的优势，以达到事半功倍的效果（图 4-11）。但若患者年龄较大，第三磨牙发育已完成，缺乏积极的萌长力，轴倾角大或低位阻生时，应当在第二磨牙近中移动至远中有合适的空间容纳第三磨牙时，尽早予第三磨牙外科开窗牵引助萌（图 4-11）。

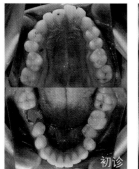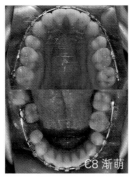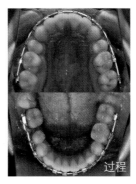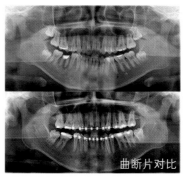

图 4-11　C8 较直立，且牙根发育未完成，可充分利用其萌长力，而不急于粘上矫治器附件，达到事半功倍之效

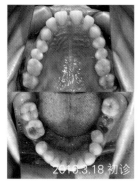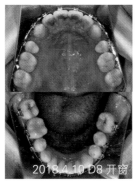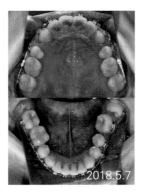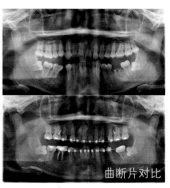

图 4-12　D8 水平阻生，治疗 1 年多后倾斜角度未改善，D7 前移至远中间隙足以容纳 D8 后适时开窗牵引助萌

3. 增加片段弓辅助排齐第三磨牙

治疗过程中，无须等到第二磨牙前移到位后才开始排齐第三磨牙，对于倾斜角度比较大的第三磨牙，在关闭第一磨牙拔牙间隙的同时，可增加片段弓逐渐排齐第三磨牙，以缩短疗程（图 4-13）。

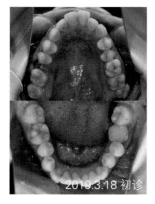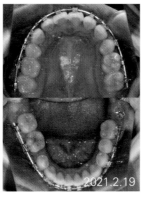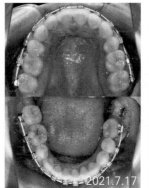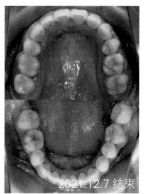

图 4-13　下颌主弓丝维持弓形并进行 C5、D6 间隙关闭，辅弓进一步排齐阻生的 D8

4. 让需要前移的磨牙尽早受力

一边排齐整平牙列，一边让第二、第三磨牙受力，在适当的时机加用Ⅱ类颌间牵引，让磨牙产生向前移动的趋势。随着时间的推移，趋势也就慢慢地变成现实了。比如，可在排齐的后期用到较粗的镍钛圆丝或较细的镍钛方丝之时，让患者用3/8甚至是5/16的橡胶圈夜间挂Ⅱ类颌间牵引（图4-14），此操作的前提是患者依从性高且能每个月按时复诊，不然将可能出现磨牙伸长、后牙早接触及咬合干扰等不良后果。随着矫治的进行，在用到澳丝或不锈钢硬方丝时，Ⅱ类颌间牵引可以24小时挂用（图4-15）。对于单侧拔除下颌磨牙的病例，可使用不对称Ⅱ类颌间牵引（图4-16）。

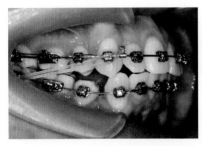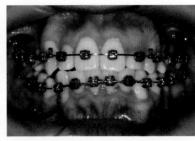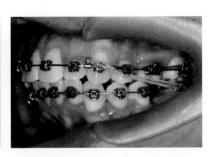

图4-14　下颌使用较细软的镍钛圆丝，嘱患者夜间做Ⅱ类颌间牵引

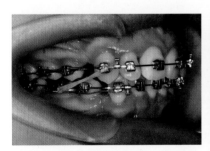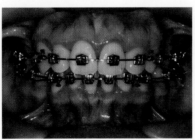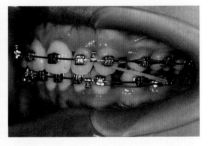

图4-15　在下颌用不锈钢硬方丝时做全天Ⅱ类颌间牵引

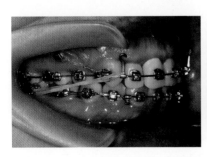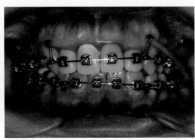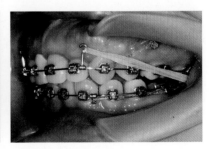

图4-16　在下颌单侧拔除第二磨牙病例中使用不对称Ⅱ类颌间牵引（左2右1）

第五章　临床病例解析

前面的章节回顾并总结了磨牙近移相对适应证、相对禁忌证、支抗设计、牙移动控制、难度考量和疗程控制等方面的问题。纸上得来终觉浅，绝知此事要躬行。本章主要以病例图片配文字的方式说明我们的矫治理念和方法，帮助读者在实例中更好地领会整体矫治理念。

经过筛选，最终选择将最具代表性的或有远期随访的病例资料呈现给读者。本章主要从方案设计的考量、支抗设计、牙移动控制、疗程控制、矫治体会等方面，对运用了不同矫治方式的病例进行解析，包括早期使用方丝弓技术的病例、使用传统直丝弓技术的病例、使用隐形矫治器加支抗钉的病例及使用舌侧矫治技术的病例，但大多数为使用自锁直丝弓技术的病例。

需要说明的是，所有病例的矫治方案都不是仅有一个，本书所呈现的只是医患双方协商后选择的执行方案而已，治疗方案也绝不敢说是最优的，只能说仅供读者参考。限于篇幅，书中仅呈现一些关键的步骤以便同行理解与思考。

病例一：2007 年拔除双侧下颌 6，疗程短，下颌 8 自行萌出建𬌗，有远期随访

【一般信息】19 岁女性，2007 年 3 月初诊，主诉为牙齿不齐。

【问题列表】上下牙列中度拥挤，前牙浅覆𬌗浅覆盖，后牙轻度远中关系。C6、D6 残冠，𬌗面有大面积充填物。X 线片可见 C6、D6 根管治疗不完善，有根尖暗影，特别是 D6 根周围有大面积暗影；C8、D8 冠形成，根发育尚不足 1/3。

【诊断】安氏Ⅱ类 1 分类，骨性Ⅱ类，均角偏高。C6、D6 根尖周炎。

【最终执行方案】拔除 A4、B4、C6、D6，固定矫治器排齐整平牙列，建立前牙正常覆𬌗覆盖、尖牙中性关系，前移下颌 7 关闭 6 的拔牙间隙，后牙完全远中关系。如果下颌 8 萌出后位置不够正，后期再做局限性矫治将其扶正。

【疗程】用时为 24 个月。

主要矫治过程如图 5-1 至图 5-6 所示。

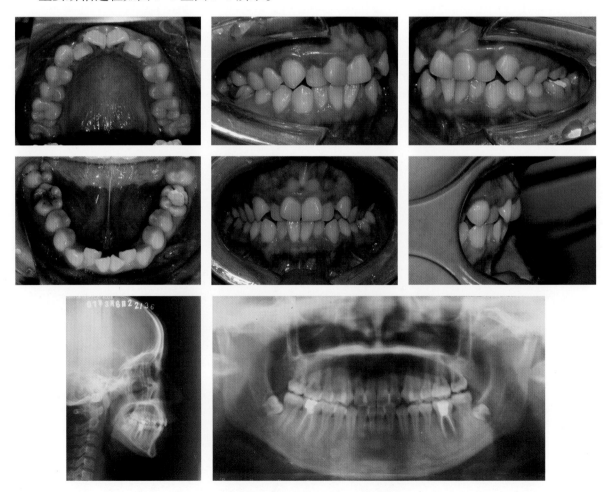

图 5-1　2007 年 3 月，初诊时牙齿情况

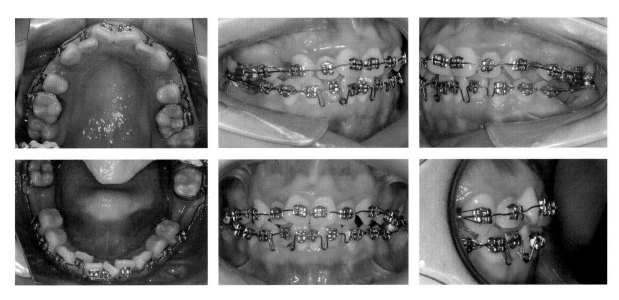

图 5-2　2007 年 5 月，患者告知其将去外地 3 个月。为了不影响疗程，充分利用"五维控制"中的时间因素，让患者在不能复诊的这段时间内，牙齿仍能朝着我们设计的方向移动，我们采取了如下做法：下颌使用 0.016 in 澳丝，弓丝在下颌 7 前弯制外展弯和后倾弯，控制 7 使其不前倾、舌倾，同时，下颌前牙区弯制垂直曲，排齐牙列与关闭间隙同时进行

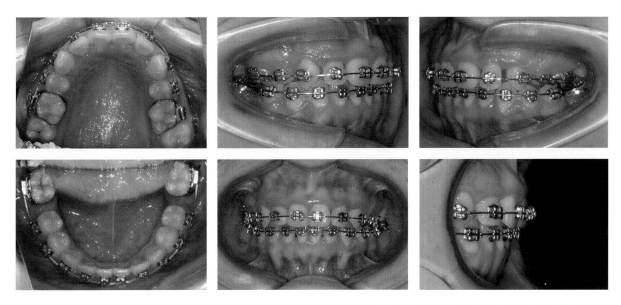

图 5-3　2007 年 12 月，下颌前牙已排齐、下颌 6 的拔牙间隙已关闭过半，按照"由细到粗、由圆到方、由软到硬"的原则，顺序更换弓丝重新排齐整平上下牙列。图为已更换为 0.018 in×0.025 in 镍钛丝的情形

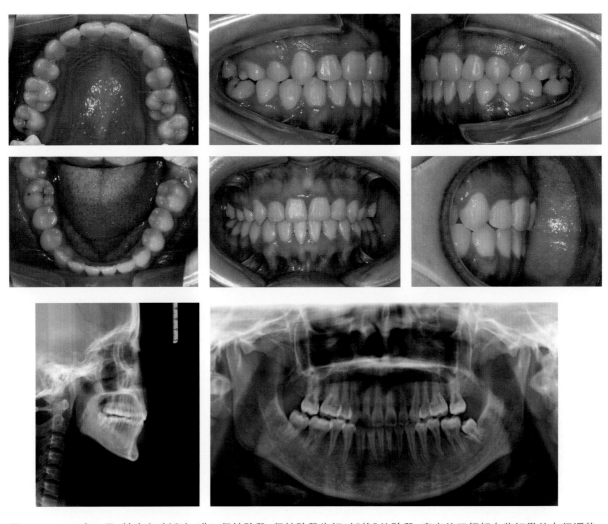

图5-4 2009年3月，结束主动矫治，进入保持阶段。保持阶段为相对"静"的阶段，患者的牙颌都有些细微的自行调整。注意此时 C8 已萌出并被矫治到建𬌗的位置，而 D8 仍未萌出，只好继续观察

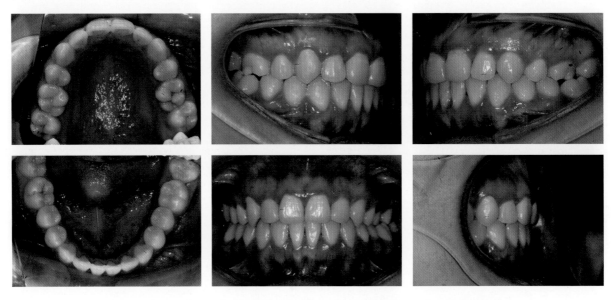

图 5-5 2011 年 11 月，复查时牙齿情况。此时可观察到 D8 亦已萌出并建𬌗

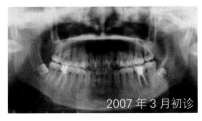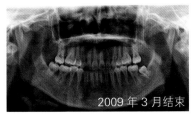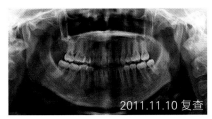

2007 年 3 月初诊　　　　　2009 年 3 月结束　　　　　2011.11.10 复查

图 5-6　治疗前后影像学对比

【矫治体会】

（1）方案设计。患者正貌、侧貌面形均较好，但牙列拥挤度较大，如果不拔牙矫治，那么无论是平衡、稳定还是美观都不好，因此确定其要采用拔牙矫治方案。其下颌 C6、D6 虽然做了根管治疗，但是根尖有大的暗影；下颌 2 颗智齿存在，但牙根还没形成。因此给其上颌拔除 2 颗 4，下颌拔除 2 颗 6 进行矫治。该方案的优点是少拔健康牙并拔除了病牙；缺点是矫治结束后下颌 8 不一定就萌出了，如果萌出后位置不够正，后期还需再做局限性矫治去将其扶正。

（2）主动矫治阶段的疗程仅 2 年，有以下原因。①患者矫治意愿强烈，依从性非常好。②从确定方案时我们就认识到，拔了下颌 6 之后，拔牙间隙很大，前移下颌 7 关闭间隙需要花更长的时间。因此，在早期还没有完全排齐时，下颌就使用了 0.016 in 澳丝。0.016 in 澳丝具有一定硬度，利用 0.016 in 澳丝可以让下颌双侧的"3+4+5"与 7 对牵，同时在弓丝的下颌前牙区弯制一些垂直曲和带圈垂直曲，增加了弓丝的弹性，利于下颌前牙的排齐。这就使得排齐牙列与关闭间隙可以同时进行，不会导致疗程过长。在下颌磨牙区弓丝需要做外展弯和后倾弯，以预防磨牙在前移时发生前倾和扭转。但即使是如此，澳丝也不能长期使用，因为其尺寸和硬度都不够，只能当作过渡弓丝使用。③患者为年轻成人，其下颌 8 正处于活跃的牙根形成与萌出阶段，因此其主动矫治的疗程长短与拔前磨牙病例的疗程长短比较，并无差别。总之，充分利用患者良好的依从性等各种有利因素，就能收到良好疗效。同时，患者的利益可以得到最大化。非常幸运的是，患者的 D8 在保持一段时间后自行萌出，并与对颌牙形成良好咬合接触关系。

病例二：拔除 4 颗 4 解决嘴突，同时拔除一侧上下难以保留的第二磨牙

【一般信息】24 岁女性，2010 年 7 月初诊，主诉为牙齿不齐及嘴突。

【问题列表】上牙列轻度拥挤，下牙列中度拥挤，磨牙中性关系，上下前牙前突。A7、C7 大面积龋坏残冠，C8 水平阻生。

【诊断】安氏 I 类，骨性 I 类，牙列拥挤，双颌前突。A7、C7 残冠。

【最终执行方案】拔除 4 个 4 和 A7、C7，自锁托槽固定矫治器排齐整平牙列，前移并竖直 A8、C8 以代替 A7、C7，内收前牙改善前牙突度，建立前牙正常覆𬌗覆盖和磨牙中性关系。

【疗程】用时为 25 个月。

主要矫治过程如图 5-7 至图 5-10 所示。

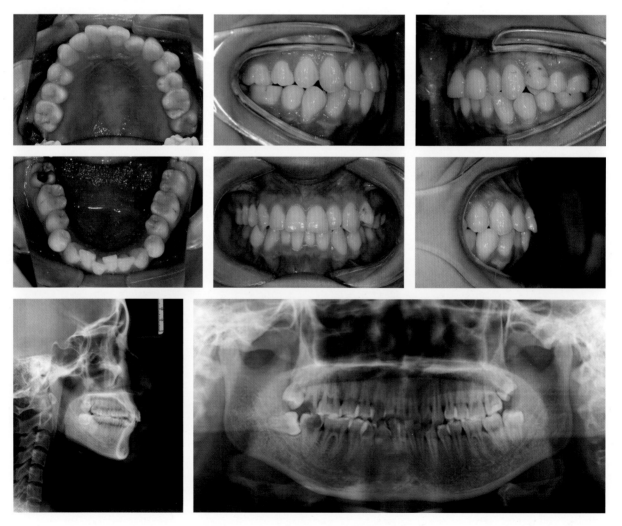

图 5-7　2010 年 7 月，初诊时牙齿情况

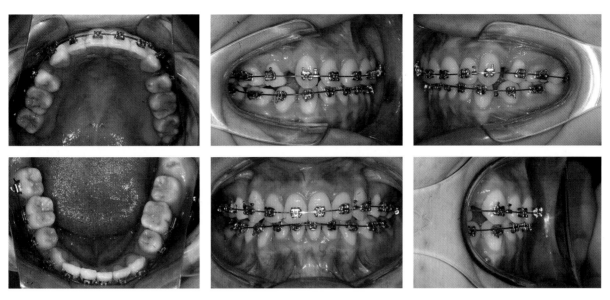

图 5-8　2011 年 9 月，A8、C8 的前移和竖直已基本完成，继续关闭前磨牙区拔牙间隙

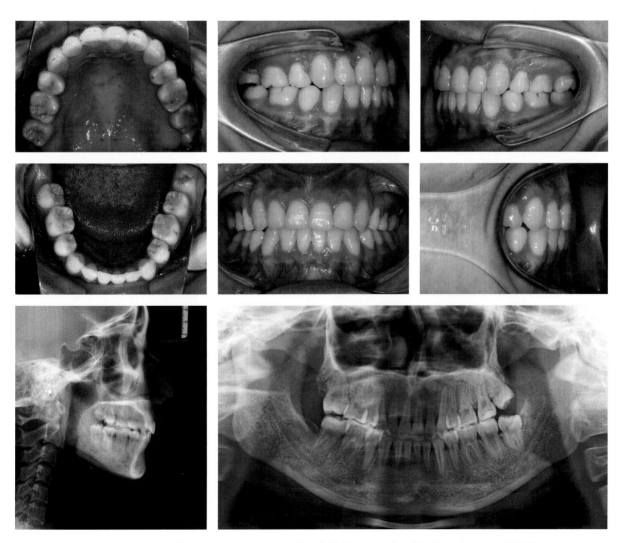

图 5-9　2012 年 8 月，结束主动矫治。尖牙、磨牙中性关系，覆𬌗覆盖正常，上下牙弓中线基本对齐

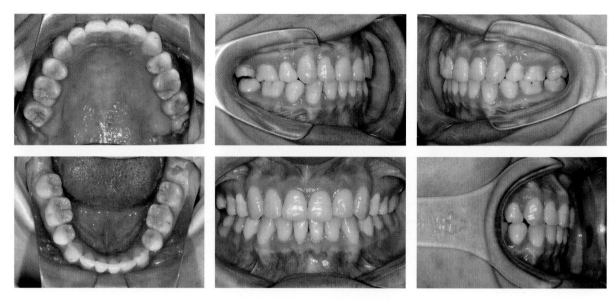

图5-10　2013年1月，复查时牙齿情况

【矫治体会】

（1）方案设计。患者为年轻女性，对美观要求高，因此选择拔除4颗前磨牙进行矫治。拔除A7、C7是因为二者龋坏非常严重，难以保留。拔除病牙，前移智齿来代替，对患者而言益处最大。但其C8埋伏得太深，不一定能牵拉出来，这需要对患者详细说明，并有相应的替代方案。上颌骨质较疏松，拔了7之后，8很容易萌出，因此不用担心。

（2）支抗设计与牙移动控制。此病例为中度支抗病例，无需额外的支抗控制装置。顺序性地使用弓丝，在排齐整平牙列过程中，注重建立中性的尖牙关系。因为C8接近完全水平阻生，所以将其牵出、竖直和前移是治疗的难点和重点。

（3）高效矫治，主动矫治阶段的疗程仅为2年。首先是患者合作非常好，其次是医生在矫治初期排齐前段牙弓的同时，尽早在C8上粘上矫治附件（舌侧扣），将其朝前牵拉，待C8的牙冠大部分暴露出来后，尽快换上颊面管，将其纳入矫治系统当中竖直并前移关闭7的拔牙间隙。

病例三：年轻女性，拔了 3 颗难以保留的第一磨牙

【一般信息】18 岁女性，2008 年 7 月初诊，主诉牙齿不齐，嘴突。

【问题列表】上下牙列轻度拥挤，磨牙关系左侧中性、右侧远中，上下前牙较唇倾。A6、D6 残冠，C6 残根，A7、B6、C7、D7 龋坏。

【诊断】安氏 Ⅱ 类 1 分类亚类，牙列拥挤，高角。A6、D6 残冠，C6 残根，A7、B6、C7、D7 龋坏。

【最终执行方案】充填治疗 A7、B6、C7、D7。拔除 A6、B4、C6、D6，固定矫治器排齐整平牙列，前移 A7、C7、D7 以代替 A6、C6、D6，关闭拔牙间隙，内收前牙改善突度，建立前牙正常覆𬌗覆盖，尖牙中性关系，左侧完全远中、右侧中性的磨牙关系。

【疗程】用时为 25 个月。

主要矫治过程如图 5-11 至图 5-14 所示。

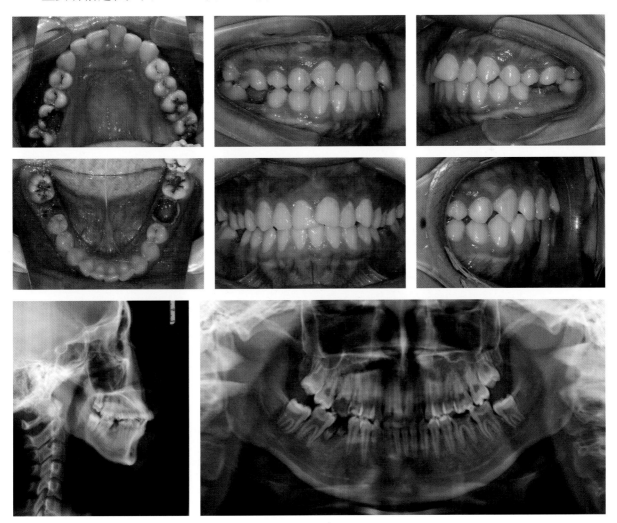

图 5-11　2008 年 7 月，初诊时牙齿情况

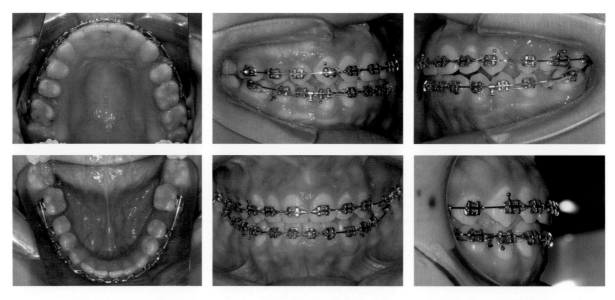

图 5-12　2009 年 6 月，牙列排齐整平过程中。注意观察尖牙关系及上下牙弓中线的关系。此阶段的重点是要进一步整平牙列及建立中性的尖牙关系，因此，在循序渐进更换弓丝的同时，应使用不对称 II 类牵引去帮助建立中性尖牙关系及整平牙列。另外注意观察，随着矫治的进行，患者的 3 颗智齿已随着第二磨牙的前移而萌出

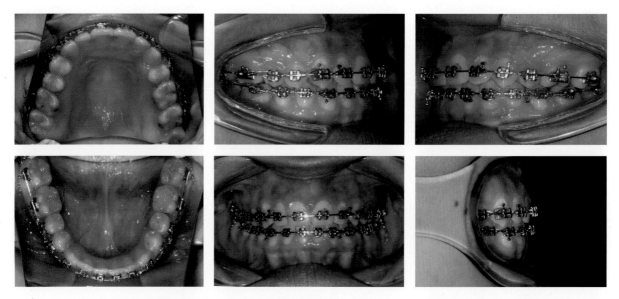

图 5-13　2010 年 6 月，拔牙间隙已完全关闭，精细调整咬合。此阶段，仍然要重点观察尖牙关系是否已为中性

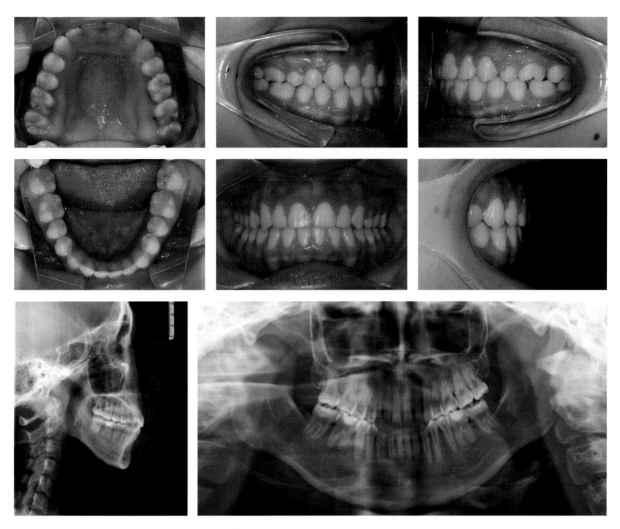

图 5-14　2010 年 8 月，结束主动矫治。前牙覆𬌗覆盖正常，上下牙弓中线对齐，双侧尖牙皆为理想的中性关系，磨牙一侧为中性关系，另一侧为完全远中关系

【矫治体会】

（1）方案设计考量。患者为年轻女性、高角、双颌前突，因此拔牙矫治是首选。本着病牙优先的原则，所拔第一磨牙皆为难以保留的，且后方有发育良好的智齿可以前移，方案合理可行并可使患者利益最大化。

（2）患者合作良好。同时，患者年轻，牙槽骨改建能力强，智齿也处于正要萌出的阶段。另外其垂直骨面型为高角，后方牙齿易于朝前移动，拔牙间隙关闭相对较容易。此患者疗程仅为 2 年，且获得了非常好的平衡、美观和功能，因此稳定性应该也非常好。

病例四：年轻高角女性，3颗第一磨牙为残根

【一般信息】20岁女性，2009年3月初诊，主诉为牙齿不齐及嘴突。

【问题列表】上下牙列轻度拥挤，磨牙关系左侧远中、右侧中性，上中线右偏。X线片可见A6、C6残根，D6残冠已穿髓，牙合面有大面积充填物，有根尖暗影。

【诊断】安氏Ⅱ类1分类亚类，牙列拥挤，高角。A6、C6残根，D6残冠+根尖周炎。

【最终执行方案】拔除A6、B4、C6、D6，固定矫治器排齐整平牙列，前移A7、C7、D7以代替A6、C6、D6，关闭拔牙间隙，纠正上中线，建立正常前牙覆牙合覆盖，左侧完全远中、右侧中性的磨牙关系。

【疗程】用时为25个月。

主要矫治过程如图5-15至图5-18所示。

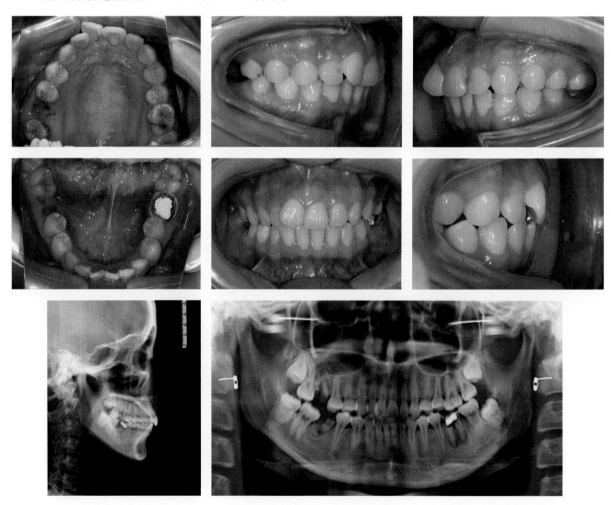

图5-15　2009年3月，初诊时牙齿情况

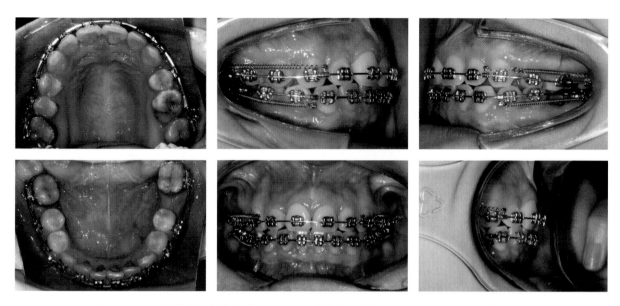

图 5-16 2010 年 6 月，A7 的前移已基本完成，C7、D7 前移中。前期的排齐整平做得比较好，此时已达到双侧尖牙都是中性关系，上下都用了足够粗的不锈钢方丝，用镍钛拉簧去关闭间隙，前后牙相互支抗，在内收前牙的同时前移后牙，达到中度支抗的效果

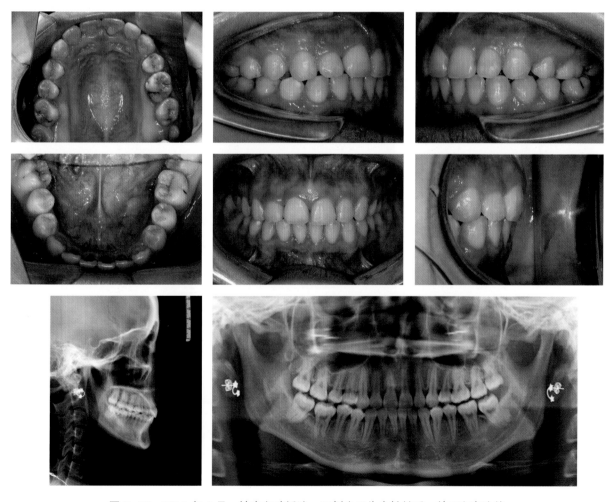

图 5-17 2011 年 4 月，结束主动矫治。双侧尖牙为中性关系，前牙突度改善

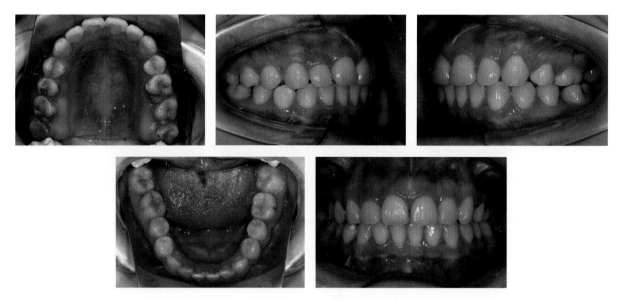

图 5-18 2012 年 5 月，复查时牙齿情况。平衡、稳定、美观均好，达到了接近"理想正常殆"的"个别正常殆"

【矫治体会】

（1）方案设计考量。患者为年轻女性且要求改正牙齿不齐和前突，垂直骨面型为高角，口内 3 个象限都有残根或残冠，因此拔牙矫治是很合理的方案。本着病牙优先、患者利益最大化的原则，采用了本方案。

（2）支抗设计及牙移动控制。通过矢状向骨型、上下前牙突度及软组织侧貌突度判断需要前牙内收的量，确定患者需要中度支抗即可。前后牙对拉，不需额外增强支抗的措施。

（3）矫治效率高。疗程短（仅 2 年），是因为患者垂直骨面型为高角，而高角有利于后牙前移。充分地排齐整平，降低后牙槽沟、颊面管与主弓丝间的摩擦力，患者能良好地合作，是高效矫治的关键。矫治过程中感觉镍钛拉簧力量不太够，且易于藏匿细碎的食物残渣，容易在患者的颊黏膜上形成印子，因此，建议少用镍钛拉簧。

病例五：下颌先天缺少 1 颗切牙，拔上颌 4 及 1 颗下颌 7

【一般信息】25 岁女性，2010 年 6 月初诊，主诉为嘴突。

【问题列表】上牙列轻度拥挤，上下牙列前突。D1 先天缺失，C7 残冠，C8 水平阻生，D6 残冠，殆面有大面积充填物，X 线片可见 D6 根管空虚，根尖未见明显暗影。

【诊断】安氏 I 类，骨性 I 类，双颌前突，高角。D1 先天缺失，C7、D6 残冠，C8 水平阻生。

【最终执行方案】拔除 A4、B4、C7、D6，固定矫治器排齐整平牙列，前移并竖直下颌智齿以实现 8 代替 7、7 代替 6，关闭拔牙间隙，内收前牙改善前牙突度，建立前牙正常覆殆覆盖和磨牙完全远中关系。

【疗程】用时为 34 个月。

主要矫治过程如图 5-19 至图 5-22 所示。

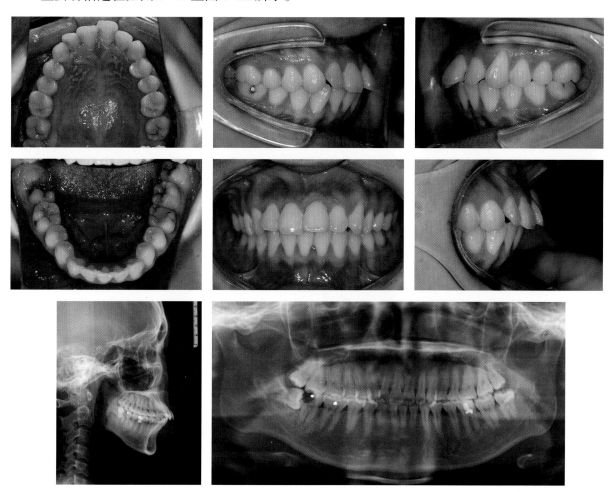

图 5-19 2010 年 6 月，初诊时牙齿情况

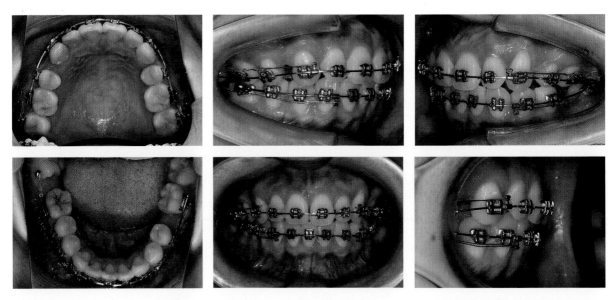

图5-20　2011年3月，C8先以快速近移为主，后期再逐渐竖直。D7近移中，待后期再将D8纳入矫治系统

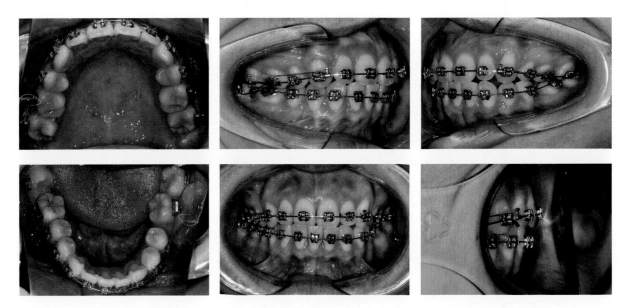

图5-21　2011年6月，C8近移已基本完成，开始竖直。D7近移已过半，将D8纳入矫治系统

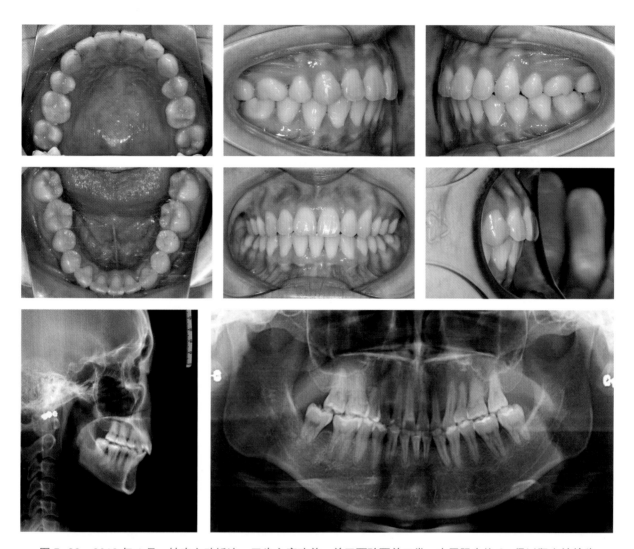

图 5-22 2013 年 4 月，结束主动矫治。牙齿突度改善，前牙覆𬌗覆盖正常，水平阻生的 C8 得以竖直并前移

【矫治体会】

（1）由于患者下颌先天缺少 1 颗切牙，Bolton 比肯定是难以协调的，下颌牙弓也无中线可言。

（2）由于患者年轻，设计方案时，整体思考的大方向应是"顾前不顾后"，即尽量照顾前牙的覆𬌗覆盖和美观，后牙尽量达到较好的尖窝锁结关系。今后随着牙的功能性磨耗，咬合关系逐渐达到较稳定的状态。

（3）矫治后，牙弓长度呈下颌＞上颌，因此在考虑结束主动矫治阶段时，应注意下颌前伸、侧方的咬合检查，没有早接触、𬌗干扰才能结束。

（4）此类患者应考虑延长保持时间。

病例六：14岁男性，疗程短，有术后9年随访，8自行萌出建𬌗

【一般信息】14岁男性，2013年8月初诊，主诉为牙齿不齐。

【问题列表】上牙列中度拥挤，双颌前突。C6残冠，根管治疗后，𬌗面有大面积充填物，4颗智齿牙胚存在。

【诊断】安氏Ⅱ类，骨性Ⅱ类，双颌前突，高角。C6残冠。

【最终执行方案】拔除A4、B4、C6、D4，固定矫治器排齐整平牙列，前移并竖直后序磨牙以关闭拔牙间隙，内收前牙改善前牙突度，建立前牙正常覆𬌗覆盖，右侧磨牙完全远中关系，左侧后牙中性关系。

【疗程】用时为19个月。

主要矫治过程如图5-23至图5-27所示。

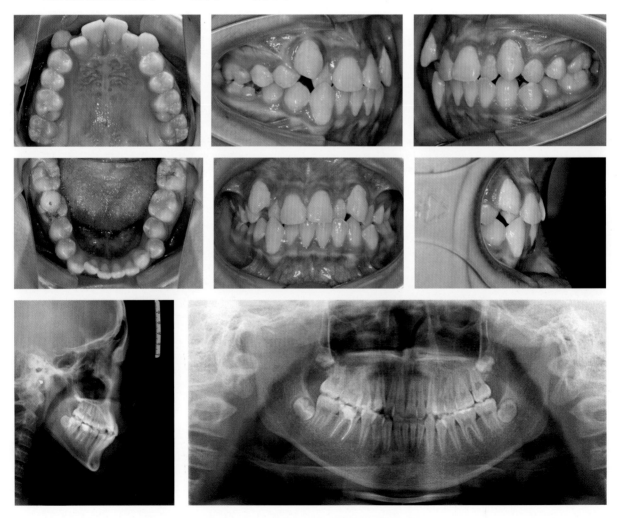

图5-23　2013年8月，初诊时牙齿情况

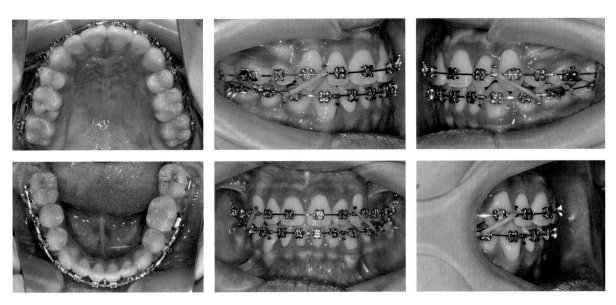

图 5-24 2015 年 2 月，矫治 18 个月，C6 的拔牙间隙已关闭，小 II 类牵引精细调整咬合

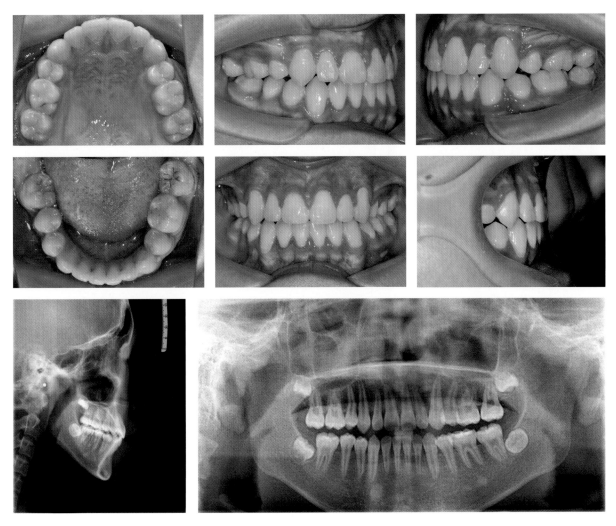

图 5-25 2015 年 4 月，结束主动矫治。可以看到 4 颗智齿的牙根刚要发育，距离萌出还很远。注意此时 C7 与对颌的 2 颗磨牙都是有接触的

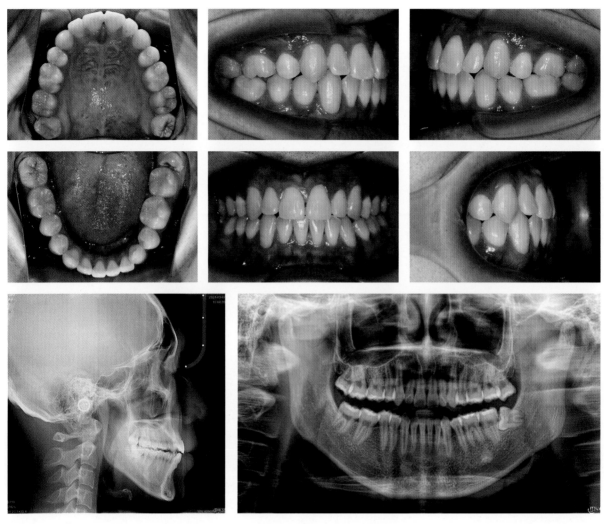

图 5-26　2024 年 3 月，复查时牙齿情况。4 颗智齿都发育良好，除 D8 前倾阻生外，其他 3 颗都已经萌出，特别是 C8 已与对颌牙形成良好咬合关系

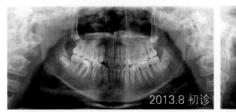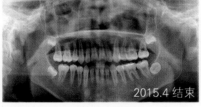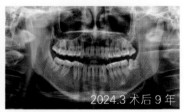

图 5-27　治疗前后影像学对比

【矫治体会】

（1）患者选择拔除C6，前移后序磨牙来关闭拔牙间隙，此方案无疑是益处很大的。但毕竟患者C8的牙胚才开始形成，今后存在其发育畸形（牙冠过小、牙根过短、弯根）、不能萌出、萌出后位置不正等风险。因此，在制订拔除C6的方案时，应充分考虑到这些问题，并与患者及其家长充分沟通，共同做出抉择。幸运的是此患者的C8牙冠和牙根都发育良好，自然萌出建𬌗。

（2）患者的年龄小，牙周组织改建快，即使是拔磨牙矫治，患者也能良好配合，因此疗程很短。

病例七：26 岁女性，双侧下颌智齿缺乏萌长力

【一般信息】26 岁女性，2019 年 2 月初诊，主诉为牙齿不齐。

【问题列表】上下牙列轻中度拥挤，前牙深覆𬌗Ⅱ度，双侧尖牙、磨牙远中关系。D6 残冠，C6 𬌗面大面积树脂充填体。X 线片可见 C6 根管治疗不完善，D6 髓腔低密度影，累及根分叉，根尖见低密度影。C8、D8 存在，水平阻生。全口卫生状况差，牙结石 ++，牙龈红肿。

【诊断】安氏Ⅱ类 2 分类，骨性Ⅱ类，高角。D6 根尖周炎。

【最终执行方案】拔除 A4、B4、C6、D6，固定矫治器排齐整平牙列，建立前牙正常覆𬌗覆盖、尖牙中性关系，前移下颌 7 关闭下颌 6 的拔牙间隙，磨牙完全远中关系。观察下颌 8 萌出状况，待其有足够空间粘接附件时，对其进行局限性矫治扶正并前移。若下颌 8 缺乏萌长力，难以牵出，则调整方案。

【疗程】用时为 27 个月。

主要矫治过程如图 5-28 至图 5-31 所示。

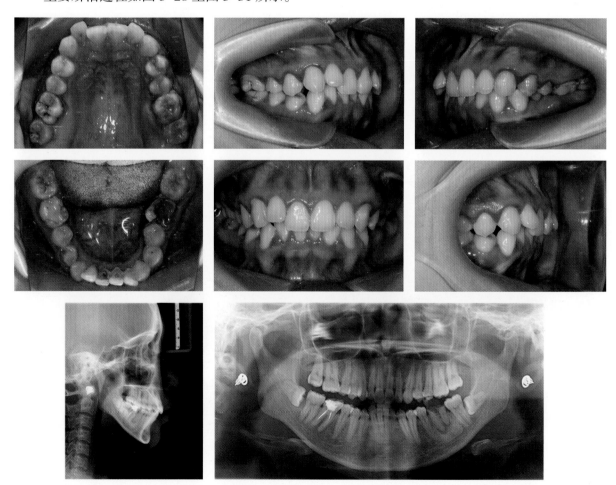

图 5-28　2019 年 12 月，初诊时牙齿情况

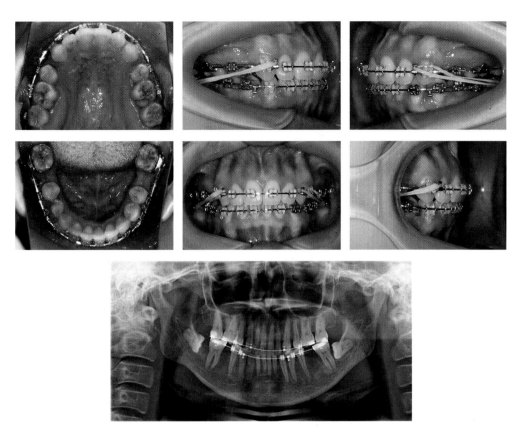

图5-29 2020年9月，上下颌使用0.019 in×0.025 in不锈钢丝，下颌关闭拔牙间隙，Ⅱ类牵引。X线片显示C8、D8仍处于水平阻生状态，缺乏萌长力，未随C7、D7一同向前移动，遂调整方案，放弃对其进行竖直前移

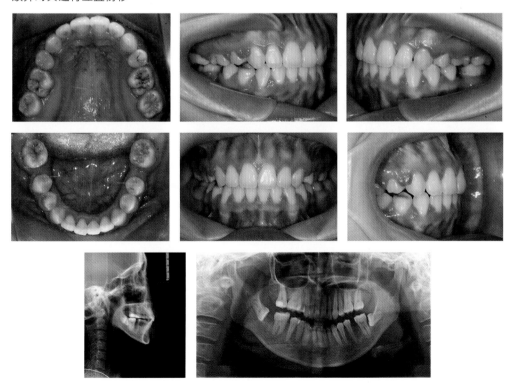

图5-30 2021年5月，结束主动矫治，进入保持阶段。为保证上下颌后牙良好的咬合接触，未完全关闭下颌6的拔牙间隙，使下颌7与上颌6、7均有咬合接触

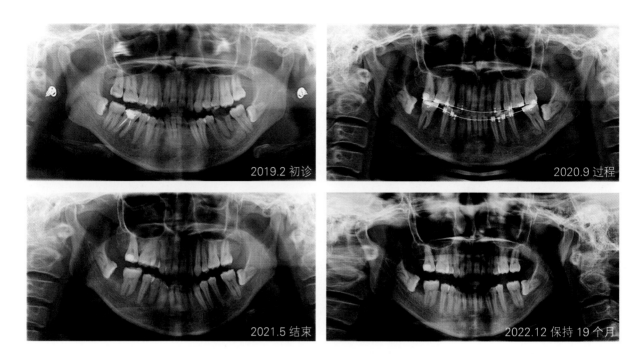

图 5-31　治疗前后影像学对比

【矫治体会】

（1）此病例下颌第一磨牙实属难以保留而被迫拔除。患者为 26 岁女性，在治疗前就观察到下颌 8 的大部分位于下颌升支内，牙根已发育完成，治疗前在全景片上就可观察到其距离下颌 7 比较远，二者之间是分离的，因此估计下颌 8 不一定具有萌长的"意愿"。所以在制订拔下颌 6 的方案时，我们就已经和患者说明这些缘由，并需要在治疗的过程中，持续拍片子观察其位置是否有变化。最后判断下颌 8 应该是缺乏萌长力，遂调整方案，放弃对下颌 8 的牵引和竖直治疗。

（2）下颌 6 的拔牙间隙没有完全关闭就结束主动矫治，是因为下颌 7 与对颌的 2 颗磨牙皆有咬合接触，久之上颌 7 也不至于伸长。另外，还希望过些时日，下颌 8 会往外长出，届时可考虑再做局限性矫治，对下颌 8 做开窗、牵引和竖直，这样也可再去关闭下颌 6 的剩余缺隙。遗憾的是保持了 19 个月后复查，下颌 8 仍岿然不动。

病例八：双颌前突、前牙开𬌗，拔4颗6，有远期随访

【一般信息】22岁女性，2012年12月初诊，主诉为牙齿无法咬合。

【问题列表】前牙开𬌗，最大处约4 mm，左侧尖牙、磨牙远中关系，上下中线不齐。A6、B6、C6、D6残冠，𬌗面见暂封物。A7、B7、C7、D7大面积龋坏。X线片可见A6、B6、C6、D6髓腔及根管内高密度阻射影。

【诊断】安氏Ⅱ类1分类，骨性Ⅰ类，高角，前牙开𬌗。A6、B6、C6、D6残冠。

【最终执行方案】完善A7、B7、C7、D7牙体充填。拔除A6、B6、C6、D6，固定矫治器排齐整平牙列，近中移动7、8替代6、7，调整咬合关系，建立前牙正常覆𬌗覆盖，双侧尖牙、磨牙中性关系。

【疗程】用时为27个月。

主要矫治过程如图5-32至图5-38所示。

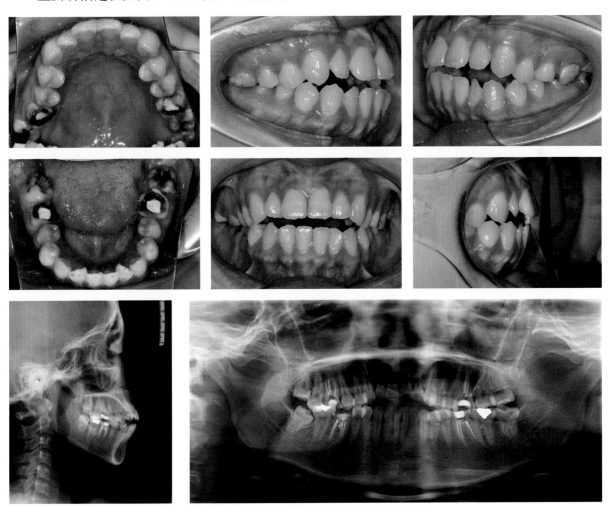

图5-32　2012年12月，初诊时牙齿情况

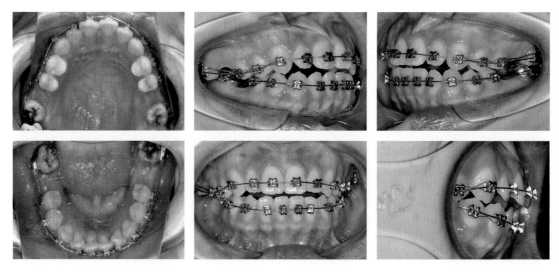

图 5-33　2013 年 3 月，上下颌使用 0.016 in 镍钛丝，尖牙后结扎，弓丝末端紧回弯

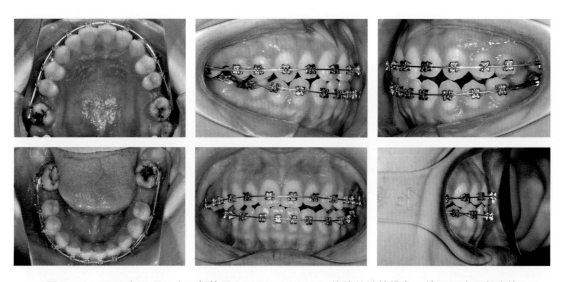

图 5-34　2013 年 6 月，上下颌使用 0.016 in×0.022 in 镍钛丝继续排齐，前牙开𬌗逐渐改善

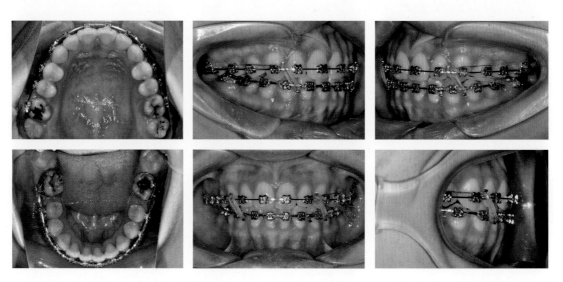

图 5-35　2013 年 11 月，上下颌使用 0.019 in×0.025 in 不锈钢丝，关闭拔牙间隙，前牙开𬌗已解决

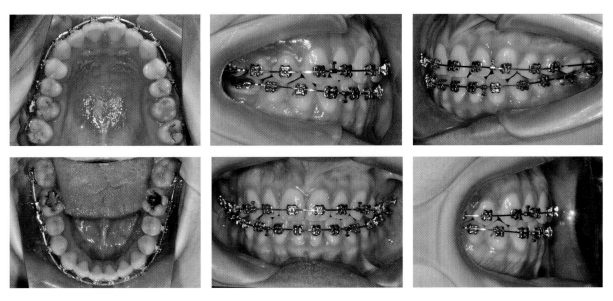

图 5-36　2014 年 12 月，上下颌 7、8 已顺利前移，拔牙间隙关闭

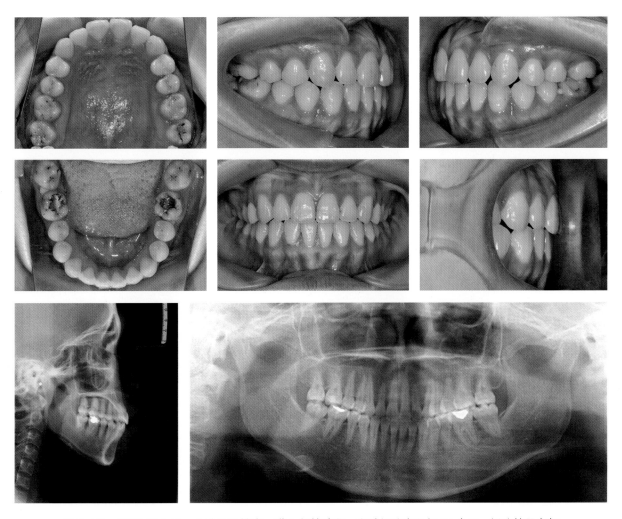

图 5-37　2015 年 3 月，主动矫治结束，进入保持阶段，主动矫治疗程仅 27 个月，矫治效果良好

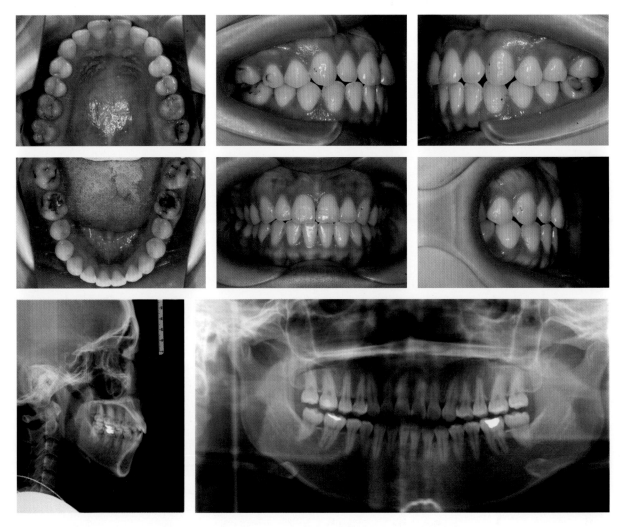

图 5-38　2021 年 4 月，复查时牙齿情况。长期稳定性良好

【矫治体会】

（1）遵循整体矫治理念，制订并实施此方案，使患者利益最大化，既能解决前突和咬合不好的问题，又拔除了 4 颗"病牙"，免除了今后需要做的修复治疗，患者得到了全口好牙。

（2）虽然是拔了 4 颗第一磨牙，拔牙间隙很大，但是主动矫治疗程仅 27 个月，矫治效果好，长期稳定性也好。究其原因，一是患者比较年轻（24 岁女性），且依从性非常好；二是患者的垂直骨面型为高角，牙齿易于移动；三是拔除了 4 颗第一磨牙，设计为中度支抗，使得前后牙相互支抗。牙列排齐整平之后，通过前牙内收与后牙前移去关闭 6 的拔牙间隙，利用"楔形间隙"原理，前牙开𬌗和前突的问题也自然而然地得到解决。

病例九：口内病理性问题较多，磨牙缺失较久

【一般信息】24 岁女性，2012 年 8 月初诊，主诉为牙齿不齐。

【问题列表】上牙列轻度拥挤，前牙深覆𬌗Ⅰ度，双侧尖牙、磨牙远中关系，上下中线不齐。A1、A2 以及 B1、B2 邻面见树脂充填物，有根尖暗影；B1、B2 间可见瘘管；A4、A5、B6 残根；C6、D6 缺失，牙槽嵴吸收变窄；A6、A7、B7、C6、C7、D6、D7 窝沟龋。

【诊断】安氏Ⅱ类，骨性Ⅱ类，高角。C6、D6 缺失，A4、A5、B6 残根，A1、A2、B1、B2 根尖周炎，A6、A7、B7、C6、C7、D6、D7 窝沟龋。

【最终执行方案】A1、A2、B1、B2 根管治疗。A6、A7、B7、C6、C7、D6、D7 牙体充填。A4 根管治疗＋临时冠修复。拔除 A5、B6，固定矫治器排齐整平牙列，建立前牙正常覆𬌗覆盖，前移左上 7、8 替代左上 6、7，前移下颌 7、8 替代下颌 6、7，右侧后牙完全远中关系，左侧后牙中性关系。矫治结束后 A4 永久修复。

【疗程】用时为 33 个月。

主要矫治过程如图 5-39 至图 5-41 所示。

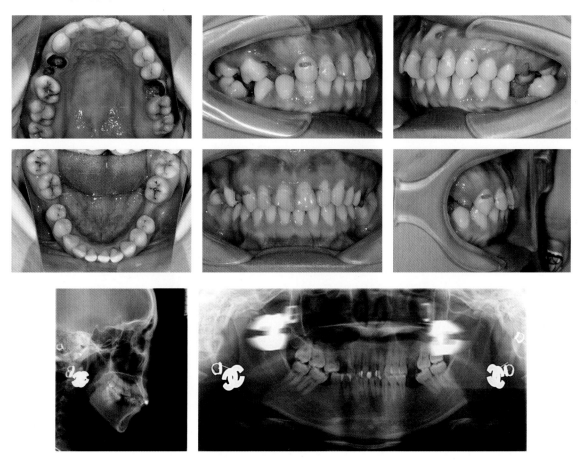

图 5-39　2012 年 8 月，初诊时牙齿情况

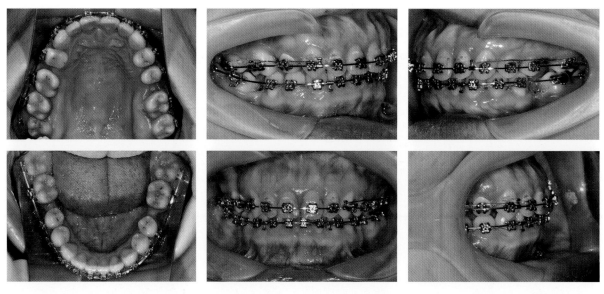

图 5-40 2014 年 12 月（2014 年 2 月开始矫治），上下颌使用 0.019 in × 0.025 in 不锈钢丝，继续整平

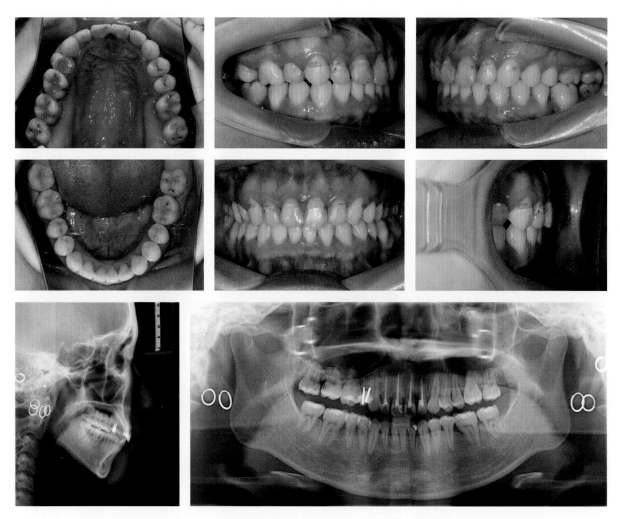

图 5-41 2016 年 11 月，结束主动矫治，进入保持阶段

【矫治体会】

（1）患者口内病理性问题较多，从整体矫治理念出发，所有的问题都要详细记录，并告诉患者所有问题的可能的解决方案及其优缺点。以患者利益最大化为考虑，最后综合成一个完整的可行方案。

（2）分清楚问题的轻重缓急，合理统筹安排，优先处理病理性问题。

（3）患者2颗下颌6被拔除的时间较久，牙槽骨吸收已较多，检查可见牙槽嵴的高度和宽度都已减小。虽然患者的垂直骨面型是高角，但是疗程较长，这与下颌6的拔牙间隙的关闭较困难有关。

（4）如遇到类似此患者的陈旧拔牙间隙，制订方案时就要考虑到拔牙间隙的关闭会比较慢，要留出足够的时间让牙周组织去缓慢塑建。还要告诉患者，拔牙间隙不一定能被完全关闭，即使拔牙间隙能被完全关闭，也极有可能出现龈方三角形间隙。

病例十：成年女性，髁突吸收，严重下颌后缩、前牙开𬌗

【一般信息】23 岁女性，2019 年 3 月初诊，主诉为嘴突及前牙无法咬合。

【问题列表】前牙开𬌗，最大处 5 mm，双侧尖牙、磨牙远中关系。A6 残根，D6 残冠，𬌗面大面积树脂充填物。C8、D8 存在，近中倾斜阻生。双侧下颌升支短，右侧髁突形态不规则，顶部吸收变平。

【诊断】安氏 Ⅱ 类 1 分类，骨性 Ⅱ 类，高角，前牙开𬌗。右侧颞下颌关节髁突吸收。A6 残根。

【最终执行方案】拔除 A4、A6 残根、B4、C5、D6，固定矫治器排齐整平牙列，建立前牙正常覆𬌗覆盖，近中移动 A7、A8 代替 A6、A7，D7、D8 替代 D6、D7，右侧尖牙、磨牙中性关系，左侧尖牙中性关系，磨牙完全远中关系。

【疗程】用时为 32 个月。

主要矫治过程如图 5-42 至图 5-47 所示。

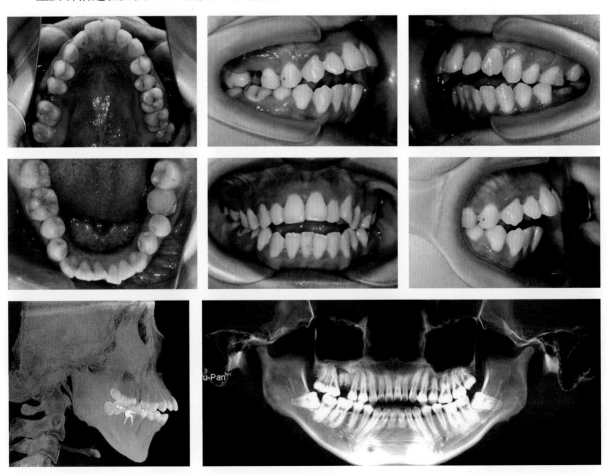

图 5-42　2019 年 3 月，初诊时牙齿情况

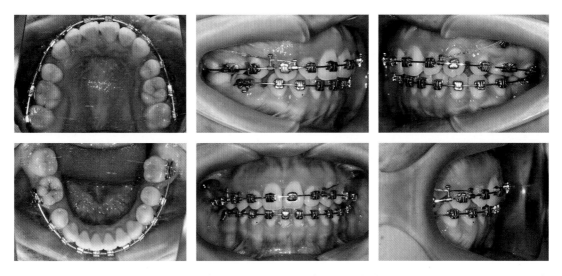

图 5-43　2020 年 5 月，上颌使用 0.019 in×0.025 in 不锈钢丝，下颌使用 0.016 in×0.022 in 镍钛丝排齐

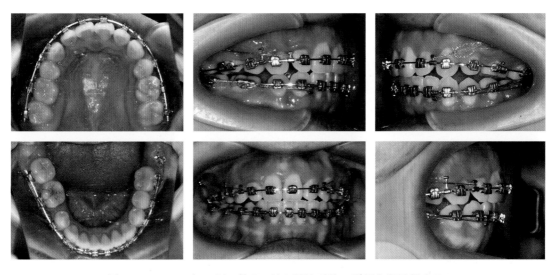

图 5-44　2021 年 2 月，将 D8 纳入矫治系统，利用片段弓竖直 D8

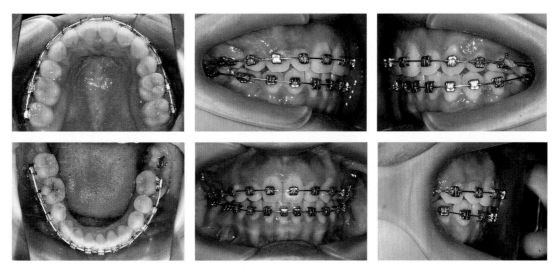

图 5-45　2021 年 7 月，可观察到 D8 逐渐竖直，下颌使用连续弓丝继续排齐

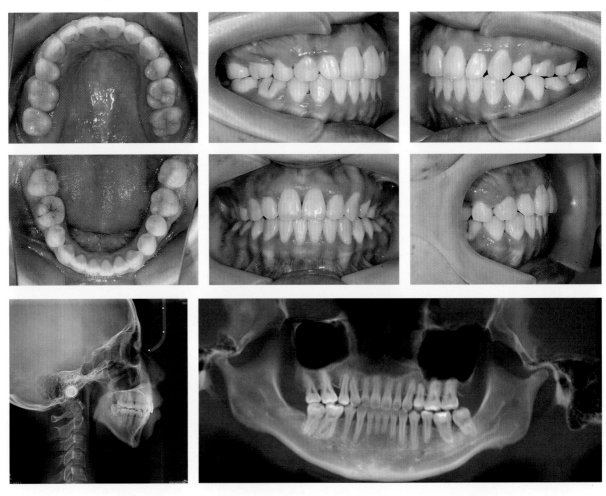

图 5-46 2021 年 12 月，结束主动矫治，进入保持阶段。D8 顺利竖直前移

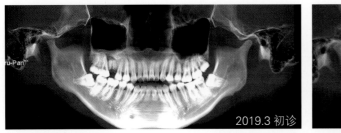
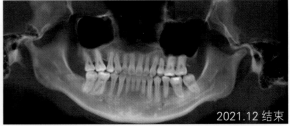

2019.3 初诊   2021.12 结束

图 5-47 治疗前后影像学对比

【矫治体会】

（1）支抗的设计。上颌强支抗，下颌后牙基本是"零"支抗，下颌前牙强支抗。

（2）前牙开𬌗的改正。上颌利用拔除前磨牙的间隙，排齐整平牙列后，内收前牙，在改善前牙突度的同时，利用所谓的钟摆效应，前牙开𬌗自然而然地就纠正过来了。

（3）开𬌗的可能病因。应该是特发性髁突吸收导致的下颌后缩、后下旋导致的开𬌗。特发性髁突吸收多见于青春期至25岁左右的年轻女性。应仔细询问病史，但不要诱导性询问。

（4）一定要在关节吸收停止之后才开始正畸治疗。除了临床检查关节有无疼痛、弹响，张口度和张口型外，还需要照CBCT查看关节的骨皮质是否连续。关节骨皮质连续是可以正畸治疗的重要指标。

（5）后牙的前移。上颌后牙前移是容易的，下颌后牙的前移相对较为困难。

病例十一：上下颌重度拥挤，未使用额外支抗措施

【一般信息】19 岁男性，2020 年 6 月初诊，主诉为嘴突及牙齿不齐。

【问题列表】上下牙列重度拥挤，前牙 Ⅰ 度深覆盖，双侧尖牙、磨牙远中关系。C6 𬌗面大面积树脂充填物。D6 残冠，𬌗面大面积树脂充填物。X 线片可见 D6 牙冠有高密度阻射影，及髓，根尖可见低密度影，C8、D8 埋伏、近中倾斜阻生。

【诊断】安氏 Ⅱ 类 1 分类，骨性 Ⅱ 类，高角。D6 根尖周炎。

【最终执行方案】拔除 A4、B4、C4、D6，固定矫治器排齐整平牙列，关闭拔牙间隙，建立前牙正常覆𬌗覆盖，近中移动 D7、D8 替代 D6、D7，建立右侧尖牙、磨牙中性关系，左侧尖牙中性关系，磨牙完全远中关系。

【疗程】用时为 32 个月。

主要矫治过程如图 5-48 至图 5-58 所示。

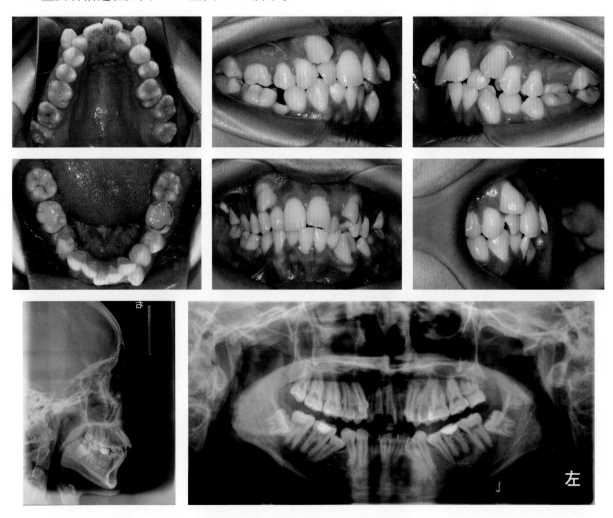

图 5-48　2020 年 6 月，初诊时牙齿情况

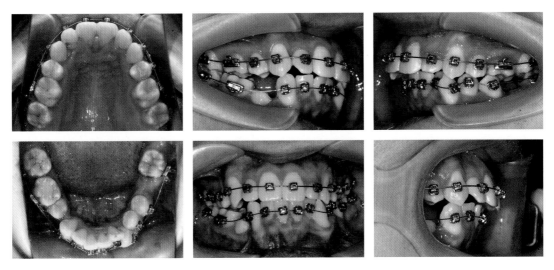

图 5-49　2021 年 1 月，上下颌使用镍钛圆丝排齐牙列

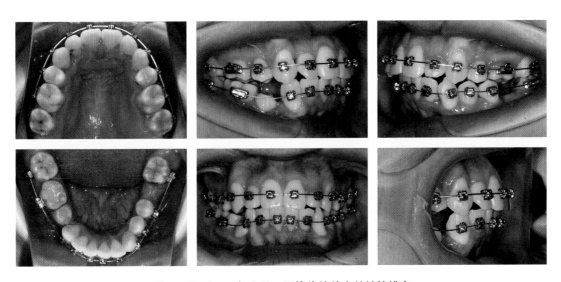

图 5-50　2021 年 4 月，更换为镍钛方丝继续排齐

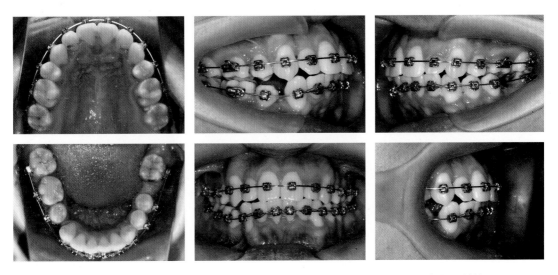

图 5-51　2021 年 11 月，上颌更换更粗的镍钛方丝继续排齐，下颌将 C5 逐渐竖直并纳入牙弓

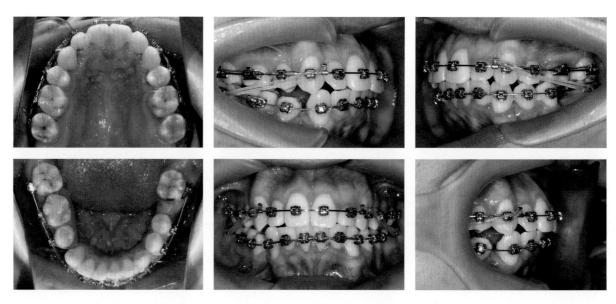

图5-52　2021年12月，上颌使用0.017 in×0.025 in不锈钢丝，下颌使用0.016 in×0.022 in镍钛丝，夜间行Ⅱ类牵引，帮助下牙列整平，同时帮助下颌后牙前移

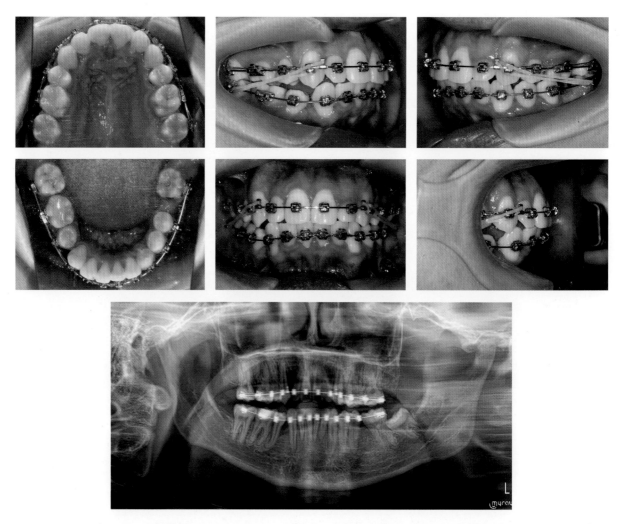

图5-53　2022年1月，下颌使用0.017 in×0.022 in镍钛丝，夜间Ⅱ类牵引，帮助下牙列整平以及让D7早点受力，促使D7更易朝前移动。X线片可见D8较前萌长

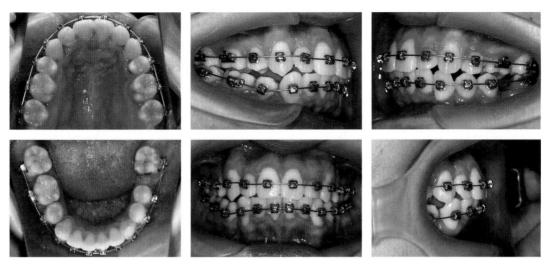

图 5-54　2022 年 3 月，调整托槽粘接位置，更换细镍钛丝，重新排齐整平

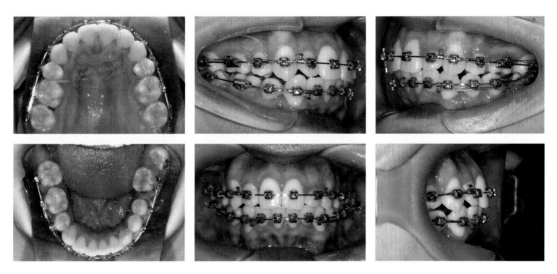

图 5-55　2022 年 8 月，将 D8 纳入矫治系统，利用片段弓竖直 D8

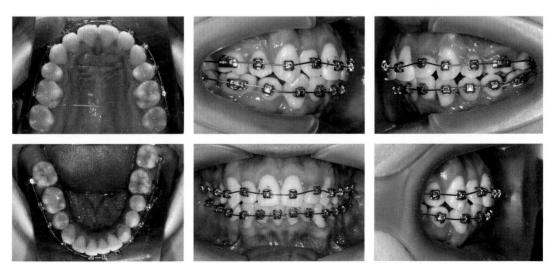

图 5-56　2023 年 2 月，对托槽位置进行精细调整，上下镍钛丝排齐，D8 已顺利竖直前移

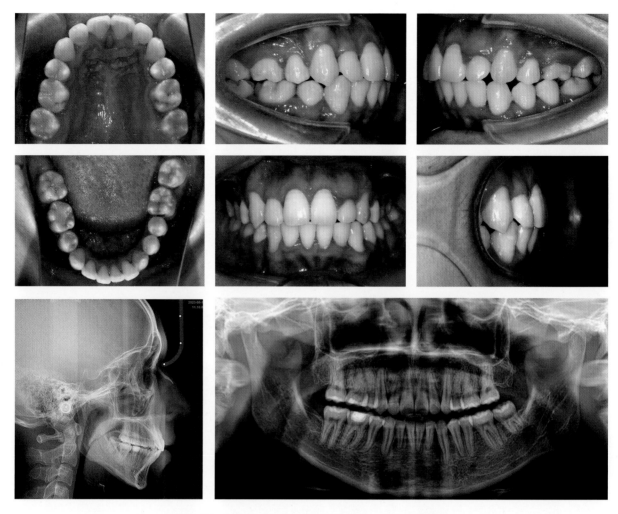

图 5-57　2023 年 8 月，结束主动矫治，进入保持阶段

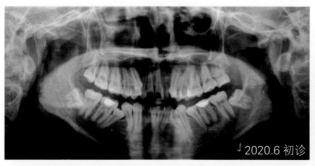

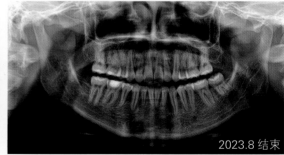

2020.6 初诊　　　　　　2023.8 结束

图 5-58　治疗前后影像学对比

【矫治体会】

（1）治疗时长37个月。患者为19岁男性，改善牙列拥挤度和拔除D6前移D7、D8本应该难度不大，但疗程却很久。回顾发现，治疗过程中有5次间隔了一个月才来复诊（那么实际的疗程应该是32个月）。此外，C5的竖直也占用了较多时间。制订方案时选择拔除C4并竖直C5的原因，是拔除C5太困难，容易伤到C4。

（2）患者上下牙列重度拥挤且是高角病例，上颌后牙容易前移而丧失支抗，因此应该将上颌后牙设计为强支抗，甚至是绝对支抗。但我们并没有采用额外的增强支抗的措施，这是因为我们有把握，充分地利用拔牙部位、唇颊肌肉的力量、细镍钛丝的力量、尖牙后结扎的力量等，让严重错位的尖牙往拔牙间隙里走。但是，如果觉得自己没把握，该使用增强支抗的措施时，还是要使用。此外，选取此病例的一个原因是有较多的过程照，可供初学者参考。

病例十二：Ⅱ类前突，磨牙区烤瓷桥，有远期随访

【一般信息】24 岁女性，2012 年 8 月初诊，主诉为嘴突。

【问题列表】前牙Ⅲ度深覆盖，Ⅰ度深覆𬌗，尖牙、磨牙远中关系，上下牙列轻度拥挤，骨性Ⅱ类，均角，Bolton 比不调。C5-C7 烤瓷冠桥修复。X 线片可见 C6 缺失，牙槽骨轻度吸收；C5、C7 根管空虚，根尖未见低密度影；D6 牙冠见高密度阻射影，未及髓。

【诊断】安氏Ⅱ类 1 分类，骨性Ⅱ类，均角，前牙深覆𬌗深覆盖。

【最终执行方案】拔除 A4、B4、D5，拆除右下烤瓷桥后，C5、C7 做塑料临时冠修复，被动式自锁矫治器排齐整平牙列，关闭拔牙间隙，近中移动 C7、C8 关闭 C6、C7 的拔牙间隙，建立前牙正常覆𬌗覆盖，左侧尖牙、磨牙中性关系，右侧尖牙中性关系，磨牙完全远中关系。正畸术后，C5、C7 重新做烤瓷冠修复。

【疗程】用时为 26 个月。

主要矫治过程如图 5-59 至图 5-63 所示。

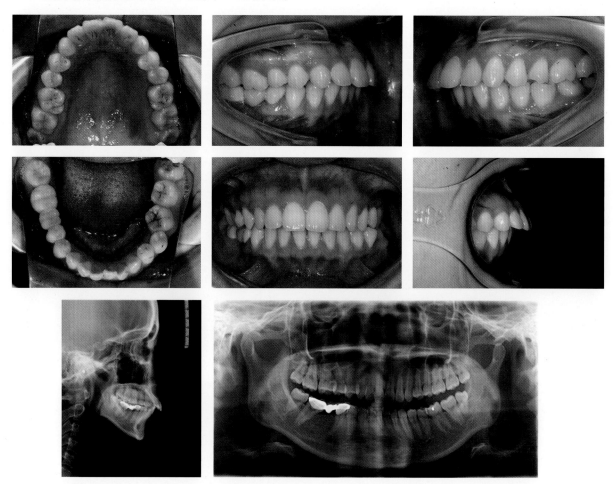

图 5-59　2012 年 8 月，初诊时牙齿情况

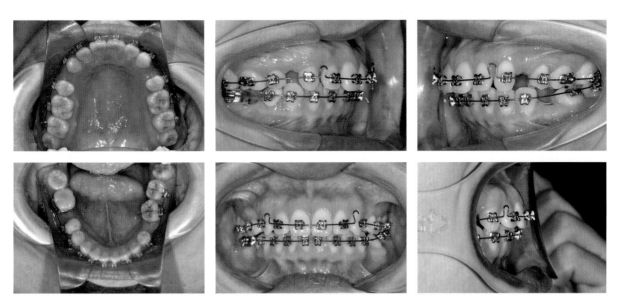

图 5-60　2013 年 3 月，稍微排齐后，使用澳丝过渡，目的是尽早使用有一定硬度的弓丝，再加用 II 类牵引去帮助整平

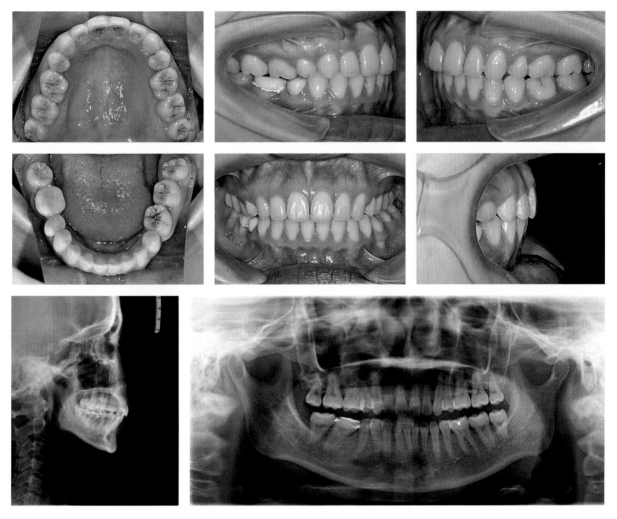

图 5-61　2014 年 10 月，结束主动矫治

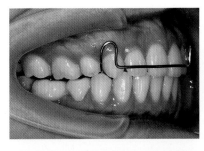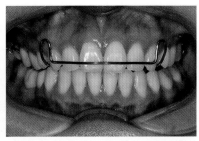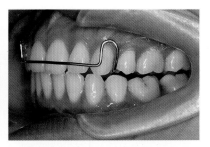

图 5-62　2015 年 10 月，使用压膜保持器保持 1 年后，为了让其后牙能更好地自行调整进入较好的生理性咬合，换用上颌 Hawley 保持器 + 小斜导保持

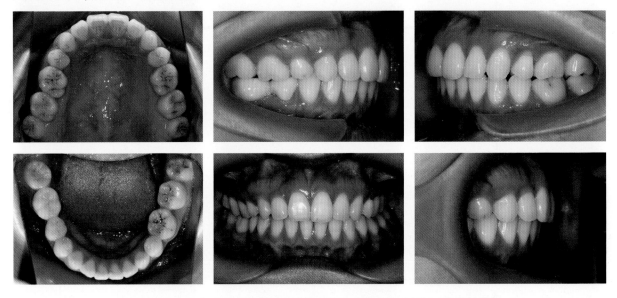

图 5-63　2022 年 8 月，复查时牙齿情况。显示咬合关系良好，稳定性良好

【矫治体会】

（1）患者为重度覆盖，要求解决嘴突的问题，为了实现患者利益最大化而选择了本方案。患者合作好，疗程并不长，疗效也是显著的。支抗设计必须是上颌后牙强支抗，下颌后牙弱支抗。稍微排齐后，使用澳丝过渡，目的是尽早使用有一定硬度的弓丝，再加用Ⅱ类牵引去帮助整平。然后再按"由细到粗"顺序使用镍钛方丝，在三维方向上整平槽沟，直到用到足够粗的不锈钢方丝后，再去关闭拔牙间隙。

（2）主动矫治结束时，一侧后牙为远中尖对尖，为了让其后牙能更好地自行调整进入较好的生理性咬合，后期选择了仅上颌戴 Hawley 保持器 + 小斜导进行保持。术后 8 年复查，显示其咬合关系比刚结束时更好，稳定性也好。

病例十三：Ⅱ类超大覆盖，支抗钉辅助内收，竖直低位埋伏智齿，疗程长

【一般信息】26 岁男性，2016 年 3 月初诊，主诉为牙齿有缝、前突。

【问题列表】前牙Ⅲ度深覆𬌗深覆盖，双侧尖牙、左侧磨牙远中关系，上牙列散隙，下牙列轻度拥挤，骨性Ⅱ类，均角，上颌前突。牙石Ⅰ度，色素Ⅰ度。C5 缺失，C6 𬌗面深大龋洞，D6 残根。X 线片可见 C5 缺失，牙槽骨轻度吸收；C6 牙冠及根管空虚，根尖见低密度影；D6 残根根尖低密度影；C8、D8 近中低位前倾阻生。

【诊断】安氏Ⅱ类 1 分类，骨性Ⅱ类，前牙深覆𬌗深覆盖。下牙列缺损，C6、D6 慢性根尖周炎，C8、D8 阻生，慢性龈炎。

【最终执行方案】完善 C6 根管治疗。拔除 A4、B4、D6，被动式自锁矫治器排齐整平牙列，上颌植入支抗钉辅助内收上颌前牙，改善前牙突度，近中移动 D7 并竖直 D8 替代 D6、D7 位置，调整咬合关系，建立前牙正常覆𬌗覆盖，双侧尖牙中性关系，左侧磨牙完全远中关系，右侧磨牙中性关系。

【疗程】用时为 38 个月。

主要矫治过程如图 5-64 至图 5-72 所示。

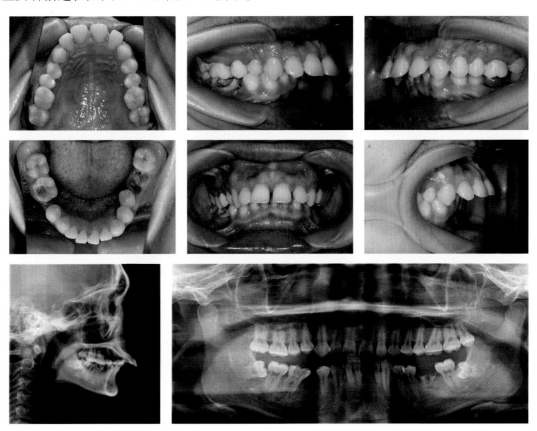

图 5-64　2016 年 3 月，初诊时牙齿情况

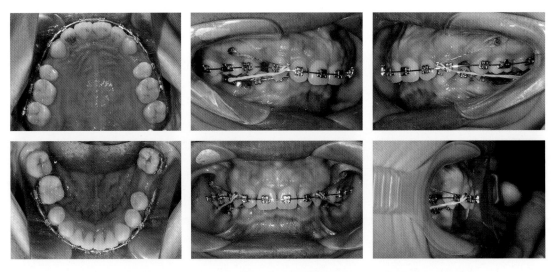

图 5-65　2017 年 2 月，咬合过深，使用不锈钢方丝 + Ⅱ 类牵引辅助打开咬合

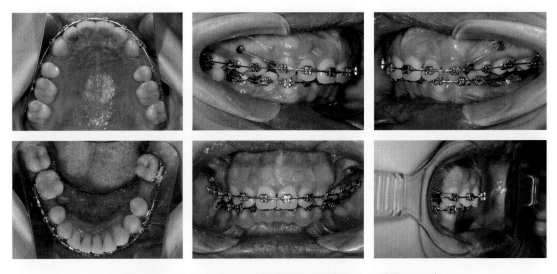

图 5-66　2017 年 7 月，换用更粗的不锈钢方丝继续整平牙列

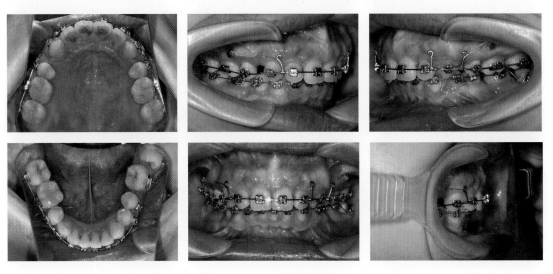

图 5-67　2018 年 5 月，D8 切龈暴露牙冠，开始将其竖直

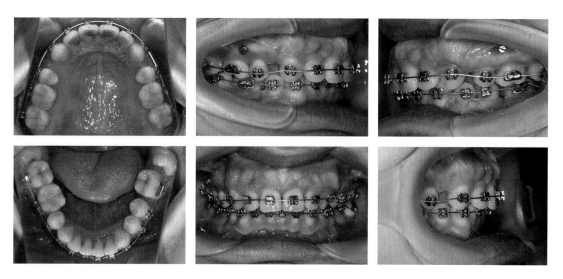

图 5-68　2018 年 6 月，调整部分托槽的位置，上颌使用 0.016 in×0.022 in 镍钛丝，下颌使用 0.014 in 镍钛丝

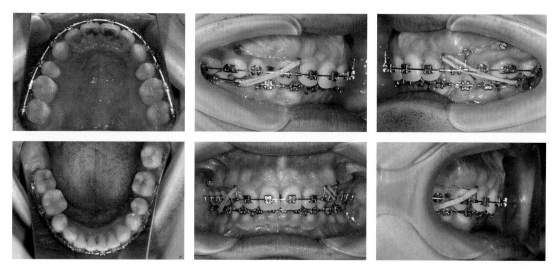

图 5-69　2019 年 1 月，D8 已完全竖直，开始前移关闭剩余拔牙间隙

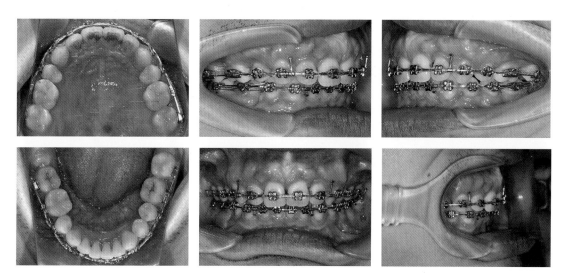

图 5-70　2019 年 6 月，调整弓丝，局部做外展，协调弓形，继续关剩余拔牙间隙

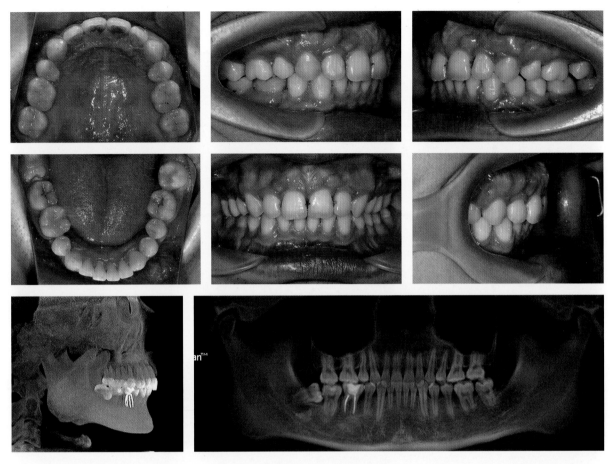

图 5-71　2019 年 7 月，结束主动矫治

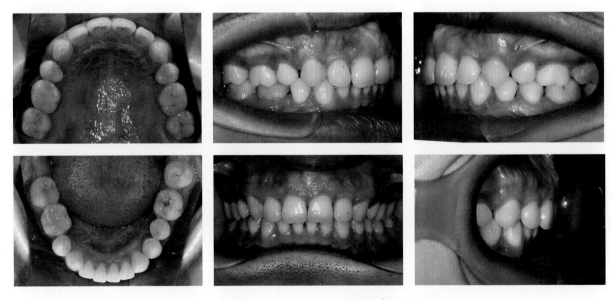

图 5-72　2023 年 7 月，保持 4 年后复查，稳定性良好

【矫治体会】

（1）方案设计考量。此患者的前牙覆𬌗覆盖过大，需要正畸－正颌联合治疗。但患者坚持不手术，要求正畸代偿，能改善一下牙面外观即可。单纯正畸拔牙辅助使用种植钉去内收上颌前牙，属于"超限"矫治，容易导致骨开裂、骨开窗、牙根吸收等后果，要重视此类问题。如果条件允许，遇到类似病例时，还是不要去单纯正畸代偿治疗。虽然此患者最终的结果看起来似乎还可以，但是主动矫治结束时前牙的覆𬌗还稍显过深，CBCT的剖面截图也显示上下前牙有轻微牙根吸收，以及上颌前牙腭侧有牙槽嵴高度过低现象。

（2）此患者的疗程长达38个月，主要是因为其覆盖范围实在太大，只能尽量慢地内收上颌前牙，好让牙周组织有较充裕的时间完成塑建。另外，D8的竖直和前移也花了较长时间，是患者年龄已偏大、智齿埋伏得太深所致。疗程过长很容易引起牙根吸收、牙周组织破坏、龈炎、釉质脱钙、龋病等问题，要重视此类情况。

（3）社会心理方面的影响。患者虽然不愿意手术，但是因为牙齿太"龅"影响美观和社交等，想要矫治的意愿很强烈，依从性非常好。治疗一段时间之后，问题的改善更是对患者心理有"正反馈"作用，使患者更加自觉地配合治疗，性格也变得更开朗。

病例十四：青少年，骨性Ⅲ类前牙反𬌗，拔磨牙矫治后智齿自行萌出建𬌗

【一般信息】15 岁女性，2020 年 5 月初诊，主诉为"地包天"。

【问题列表】前牙Ⅰ度反覆𬌗反覆盖，左侧尖牙、磨牙完全近中关系，右侧尖牙、磨牙中性关系，骨性Ⅲ类，高角，Bolton 比不调，上颌发育不足，右偏颌畸形。A2 畸形过小牙，A6、B6 窝沟龋，C6、C7、D7 𬌗面见暂封物。X 线片可见 C6、D7 牙冠及根管高密度阻射影，欠充，C6 根尖见低密度影；4 个 8 牙胚存在。

【诊断】安氏Ⅲ类，骨性Ⅲ类，高角，前牙反𬌗。C6、D7 根管治疗不完善。

【最终执行方案】拔除 C6、D7，被动式自锁矫治器排齐整平牙列，内收下颌前牙，近中移动 D8、C7、C8，关闭拔牙间隙，调整咬合关系，建立前牙正常覆𬌗覆盖。

【疗程】用时为 30 个月。

主要矫治过程如图 5-73 至图 5-77 所示。

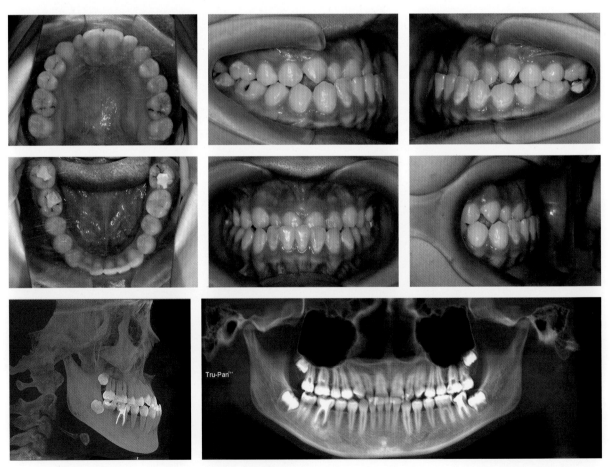

图 5-73 2020 年 5 月，初诊时牙齿情况

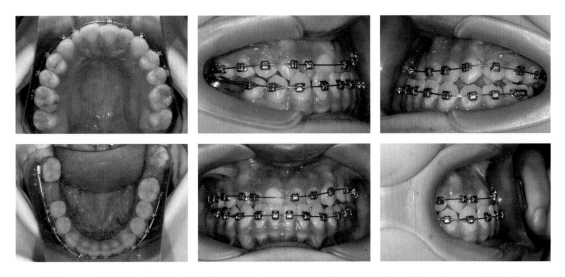

图 5-74　2020 年 11 月，排齐整平牙列，为后期在不锈钢方丝上做Ⅲ类牵引纠正反𬌗做准备

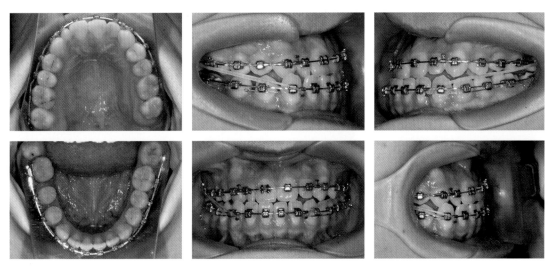

图 5-75　2021 年 12 月，在不锈钢方丝上做Ⅲ类牵引，纠正反𬌗，此时 C7 前移，C8 前方空间足够且萌长力强，自然跟着前移

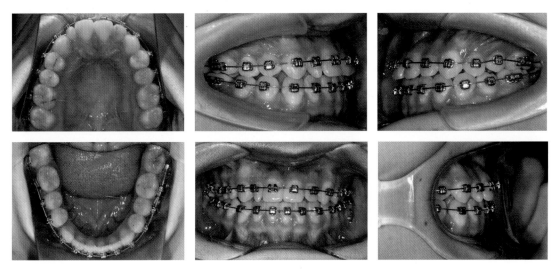

图 5-76　2022 年 5 月，反𬌗解除，拔牙间隙几乎关闭，C8 完全萌出，将其纳入矫治系统，继续排齐全牙列

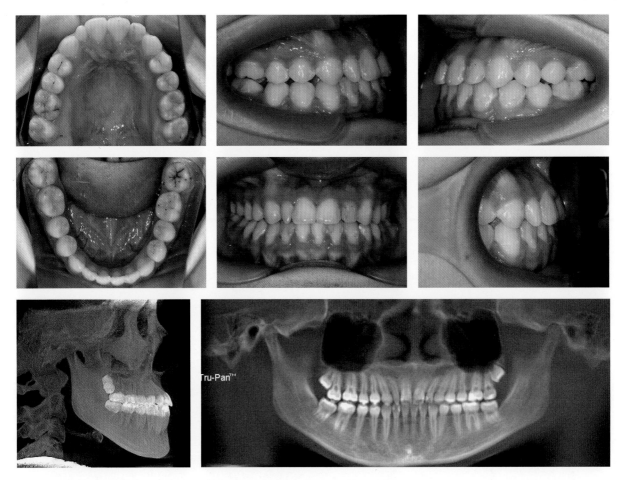

图 5-77   2022 年 11 月，结束主动矫治

【矫治体会】

（1）方案设计。患者为骨性Ⅲ类前牙反𬌗，面中发育不足而下颌发育过度，要想取得理想的矫治效果，应该待患者成年后再进行正畸 - 正颌联合治疗。但患者及其家长不愿意手术而要求单纯正畸代偿治疗，也不愿意修复畸形过小牙的上颌侧切牙。那么，矫治设计重点要考虑的就是正畸代偿是否在生理范畴内，即上颌前牙的唇倾与下切牙的内收会不会导致骨开裂、骨开窗。本病例的 CBCT 分析显示可在生理范畴内进行牙齿代偿移动，因此选取了本方案。

（2）患者年轻（15 岁），拔除了下颌一侧 6 和另一侧 7，开始矫治之时，8 的牙根刚开始形成。随着矫治的进行，牙槽骨处于被激活的状态，也会刺激到智齿牙根的发育，因此它们就朝着有空隙的地方生长萌出。此病例就是利用生长发育的潜力顺势而为，等智齿长出来后再将它们纳入矫治系统排齐即可。

病例十五：Ⅱ类上颌重度拥挤，减数拔除上颌 5 及缺损下颌磨牙

【一般信息】27 岁女性，2021 年 4 月初诊，主诉为牙齿拥挤。

【问题列表】双侧尖牙、磨牙远中关系，上牙列重度拥挤，下牙列轻度拥挤，前牙覆𬌗覆盖基本正常，骨性Ⅱ类，均角。牙石Ⅰ度，A4、A5、A6、B6、D6 龋坏，C6 牙冠大面积银汞充填物。X 线片可见 C6 牙冠高密度阻射影及髓腔，根管空虚，根尖未见低密度影；A5、A6、B6、D6 牙冠见低密度影；D8 近中水平阻生，C8 垂直阻生。

【诊断】安氏Ⅱ类 1 分类，骨性Ⅱ类，牙列拥挤。C6 慢性牙髓炎，C8、D8 阻生，慢性龈炎。

【最终执行方案】拔除 A5、B5、C6、D5，被动式自锁矫治器排齐整平牙列，近中移动 C7、C8 替代 C6、C7，调整咬合关系，维持前牙正常覆𬌗覆盖，建立左侧尖牙、磨牙中性关系，右侧尖牙中性关系、磨牙完全远中关系。

【疗程】用时为 30 个月。

主要矫治过程如图 5-78 至图 5-82 所示。

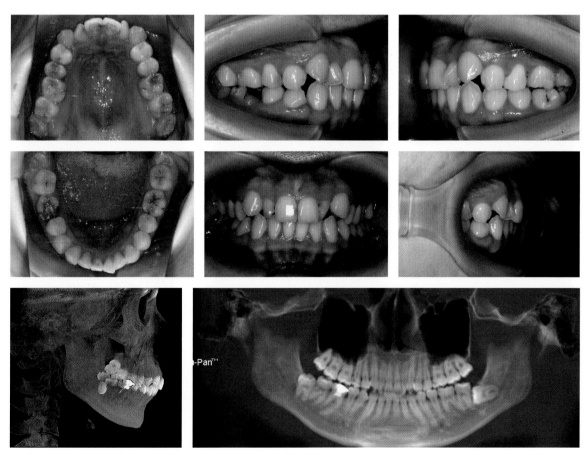

图 5-78 2021 年 4 月，初诊时牙齿情况

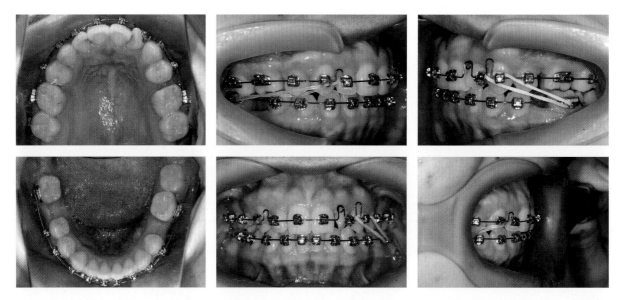

图 5-79 2022 年 2 月，下颌排齐较快，用 0.016 in 澳丝过渡，做颌间牵引，在帮助整平牙列的同时，让下颌磨牙早点受力产生朝前移动的趋势。上颌 B2 还未排齐，用 0.016 in 澳丝弯制垂直曲，利用垂直曲的力量配合颌间牵引的力量，去排齐 B2 及控制上下颌支抗。C8 开始萌出

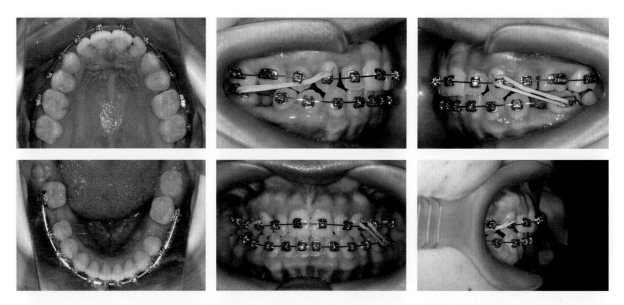

图 5-80 2022 年 4 月，B2 基本够位置排齐了，换回镍钛圆丝去排齐，在上颌 3 的托槽上做牵引钩，下颌换细一点的不锈钢方丝，利用 Ⅱ 类牵引的力量控制支抗，尽力去建立中性尖牙关系。C8 继续萌出

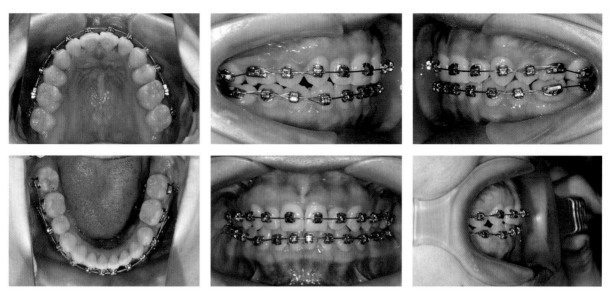

图 5-81 2023 年 1 月，调整一些托槽的位置，重新排齐后，关闭少量剩余拔牙间隙，细调整咬合关系

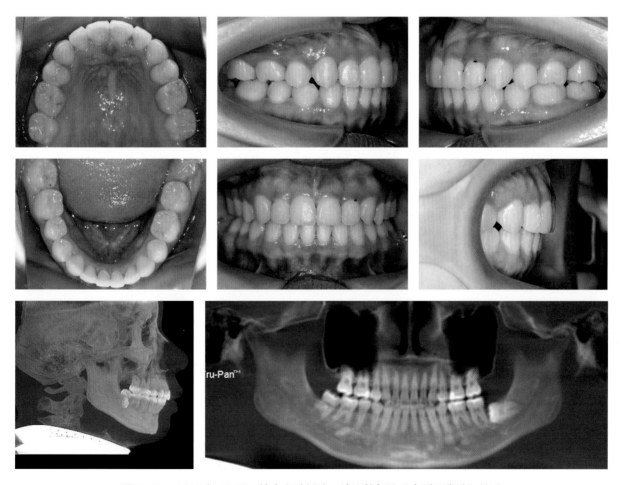

图 5-82 2023 年 10 月，结束主动矫治，达到较好的"个别正常咬"关系

【矫治体会】

（1）支抗设计的考虑。矫治前患者的后牙就已经是完全远中关系，前牙覆𬌗覆盖基本正常，因此上颌后牙是绝对支抗，下颌后牙是"零"支抗，下颌前牙需要保持矫治前的位置，不能再往里内收。通常情况下，对于这样的患者，上颌拔4，下颌拔6和5，支抗控制就更容易些。本着患者利益最大化的原则，优先拔除病牙，所以本病例上颌拔除了龋坏的第二前磨牙，但这样无疑就使得上颌后牙支抗控制的难度增大，因此，必须事先就想好如何控制上后牙的支抗。如果没有把握，上颌可使用Nance托或种植体支抗钉，将牙列排齐，建立中性尖牙关系。下颌可使用种植体支抗去帮助前移下后牙。

（2）本病例我们主要充分利用了患者良好的合作、弓丝的性能、颌间牵引等因素，先让牙齿产生我们想要它们朝着最终位置移动的"趋势"，再努力地使这些"趋势"成为现实。

（3）需要强调的是，在软的弓丝上不能长期使用弹性牵引，以免产生牙齿的扭转、伸长和牙弓"塌陷"等副作用。因此，患者的高度合作至关重要，患者需要每月按时复诊，严格按照医嘱挂弹性橡胶圈；不能自以为是，更不能损坏矫治器。患者每月复诊时，医生要仔细观察牙齿有无按照设计去移动，还要规范地更换弓丝。

病例十六：共减数 4 颗 6，下颌智齿低位水平阻生

【一般信息】25 岁女性，2020 年 5 月初诊，主诉为嘴突、牙齿不齐、咬合不好。

【问题列表】前牙Ⅰ度深覆𬌗Ⅱ度深覆盖，左侧尖牙中性关系，右侧尖牙、磨牙远中关系，上下牙列中度拥挤，骨性Ⅱ类，高角。C7 𬌗面龋，A6、B6、C6、D7 𬌗面银汞充填体，D6 缺失。X 线片可见 D6 缺失，牙槽骨轻度吸收；A6、B6、C6 牙冠高密度阻射影，及髓，根管空虚；D7 牙冠高密度阻射影，未及髓；B8 垂直阻生，C8、D8 近中水平阻生。

【诊断】安氏Ⅱ类 1 分类，骨性Ⅱ类。下牙列缺损，A6、B6、C6 残冠、死髓牙。

【最终执行方案】拔除 A6、B6、C6，被动式自锁矫治器排齐整平牙列，关闭拔牙间隙，近中移动 7、8 替代 6、7，调整咬合关系，建立前牙正常覆𬌗覆盖，尖牙、磨牙中性关系。

【疗程】用时为 36 个月。

主要矫治过程如图 5-83 至图 5-88 所示。

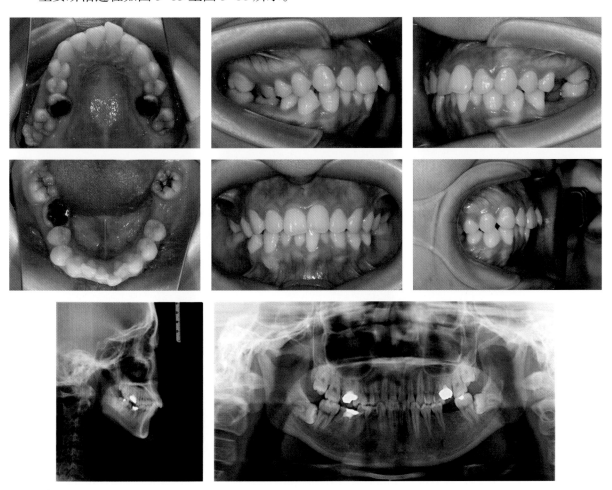

图 5-83 2020 年 5 月，初诊时牙齿情况

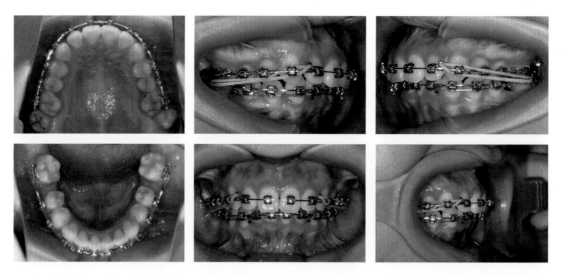

图 5-84 2021 年 10 月，上颌牙槽骨较疏松，上颌 6 的拔牙间隙关闭较快，下颌拔牙间隙关闭较慢

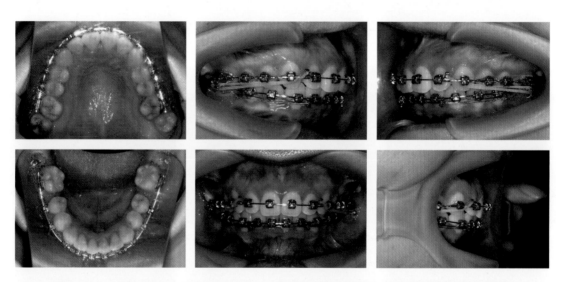

图 5-85 2022 年 3 月，下颌 8 埋伏深，开窗后粘颊面管，用镍钛节段辅弓将下颌 8 竖直

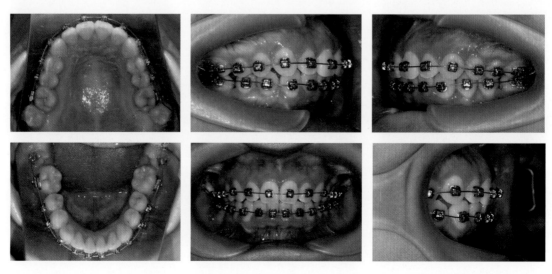

图 5-86 2022 年 6 月，上颌的 8 也已纳入矫治系统，上下颌都用连续的镍钛弓丝竖直排齐 8

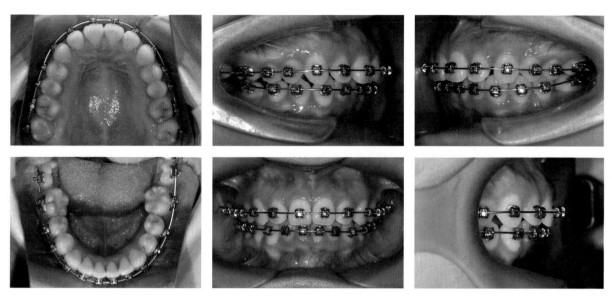

图 5-87 2022 年 11 月，顺序更换弓丝，用镍钛方丝持续地竖直排齐智齿。等用到足够粗的镍钛方丝后，换成不锈钢方丝，关闭少量剩余间隙，再做颌间牵引，细调咬合关系

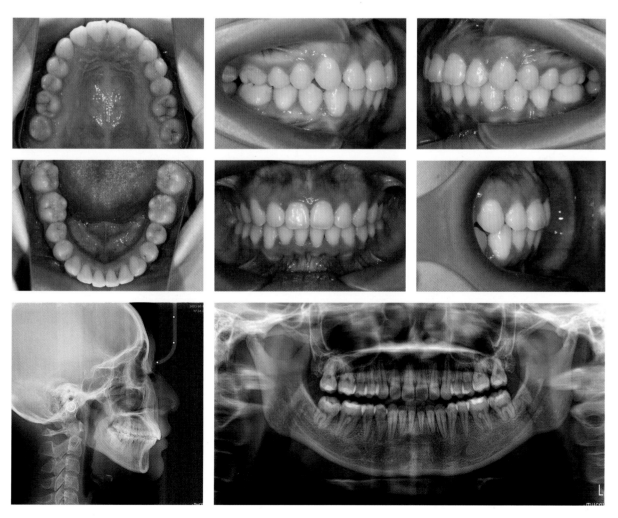

图 5-88 2023 年 5 月，结束主动矫治，咬合关系良好

【矫治体会】

（1）拔除了多颗死髓牙，竖直排齐了4颗智齿，患者得到了最大益处。患者年轻且合作良好，因此主动矫治的疗程也不算太长。

（2）支抗设计及控制。4个象限都拔了第一磨牙，间隙足够，前后牙对拉即可，不需要设计强支抗，且7需要一定量的前移来给8腾出间隙，因此上下颌后牙都是中度支抗。实现中度支抗是相对容易的，排齐整平牙列后，注意建立尖牙中性关系和切牙正常覆𬌗覆盖，即可方便地实现中度支抗设计。

（3）上下颌牙移动的差异及控制。因为上颌牙槽骨较为疏松，上颌后牙前移比较容易；下颌牙槽骨较致密，后牙前移较困难。从过程照可以看到，随着7朝前移动，上颌8就自行萌出了，但下颌8仍未萌出，需要开窗后进行牵引。下颌前段5-5与两侧各1颗7对拉，经常容易出现下切牙过于直立甚至是舌倾的问题，因此，常常需要加用Ⅱ类颌间牵引让下颌7多受一点力。另外，还经常需要在下颌主弓丝上加摇椅、后倾弯等，以对切牙位置和磨牙位置进行控制，使得切牙维持正常位置而磨牙不伸长、不扭转、不前倾等。详见第三章磨牙近移的支抗设计与牙移动控制。

（4）下颌智齿开窗牵引的时机。本病例下颌8埋伏太深，需要手术开窗后主动将其竖直。开窗的时机，一般是6的拔牙间隙关闭得差不多之时，这样在竖直8时，可有力量"顶"7，使其更容易朝前移动。

（5）本病例的下颌智齿位置实在太深，因此方案设计与选择时，特别向患者说明了难以竖直、前移的风险。如果发生此种情形，则需调整方案，拔除4颗智齿，形成较短的牙弓，或单拔除下颌智齿，种2颗人工种植牙。患者对此充分知情且同意。

病例十七：隐形矫治器配合片段弓及种植钉前移下颌磨牙

【一般信息】28 岁女性，2021 年 4 月初诊，主诉为磨牙缺失。

【问题列表】前牙Ⅰ度深覆𬌗，右侧尖牙、磨牙中性关系，左侧尖牙、磨牙远中尖对尖关系，上下牙列轻度拥挤。C6、D6 残根，D7 近中倾斜，C8、D8 完全萌出。X 线片可见 C6、D6 根尖低密度影，C8、D8 发育完成。

【诊断】安氏Ⅱ类 1 分类，骨性Ⅱ类。C6、D6 残根。

【最终执行方案】拔除 C6、D6，隐形矫治器结合片段弓排齐整平牙列，下颌植入支抗钉辅助关闭拔牙间隙，近中移动下颌的 7 和 8 关闭 6 的拔牙间隙，调整咬合关系，建立双侧尖牙、磨牙中性关系。

【疗程】28 个月拔牙间隙完全关闭，因患者未按时复诊，现还在精细调整阶段。

主要矫治过程如图 5-89 至图 5-95 所示。

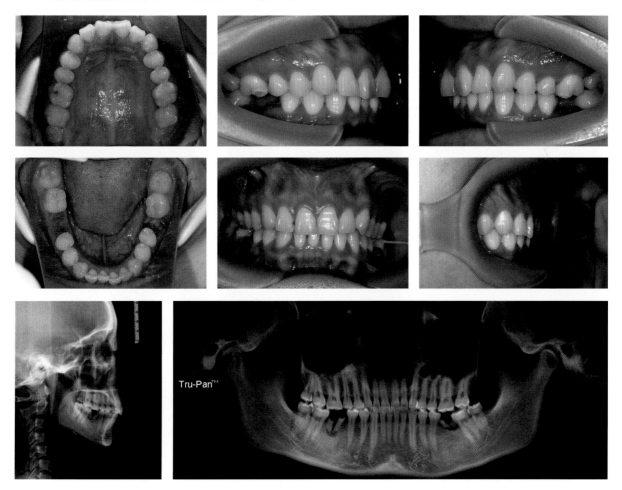

图 5-89　2021 年 4 月，初诊时牙齿情况

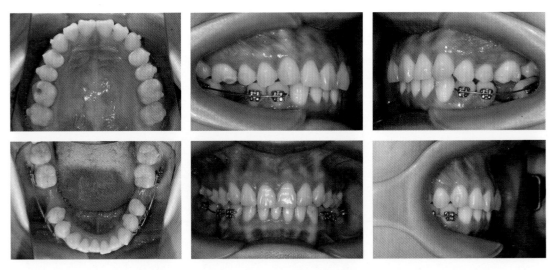

图 5-90　2021 年 5 月，下颌的 4、5 和 7 粘接托槽，使用 0.018 in 镍钛丝初步排齐

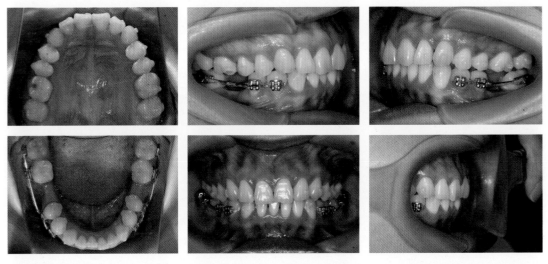

图 5-91　2021 年 8 月，下颌使用 0.016 in × 0.022 in 不锈钢丝 + 外展 + 后倾，连续链圈关闭拔牙间隙，近移 C7、D7

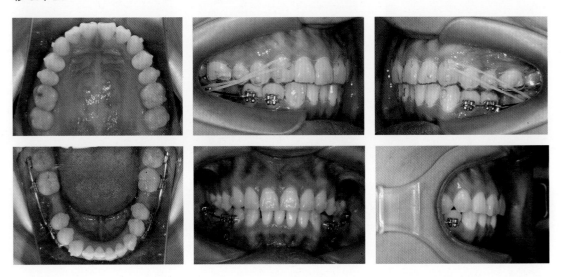

图 5-92　2021 年 9 月，下颌使用 0.017 in × 0.025 in 不锈钢丝；双尖牙区植入微种植体支抗，配合颌间 Ⅱ 类牵引近移磨牙

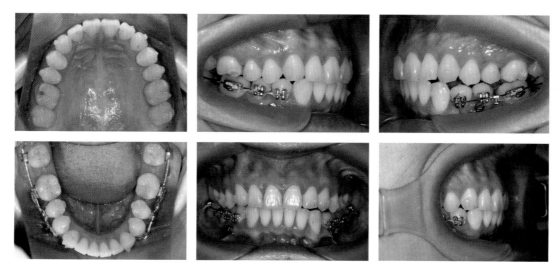

图 5-93 2022 年 11 月,上颌前牙已内收排齐,上下中线对齐

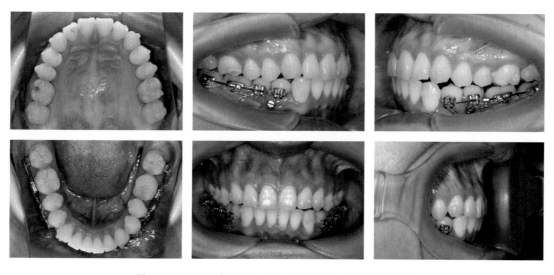

图 5-94 2023 年 8 月,C7、C8、D7、D8 均近移到位

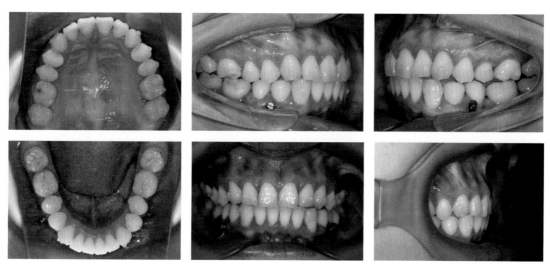

图 5-95 2023 年 9 月,重启精调

【矫治体会】

（1）方案设计。患者侧貌面型较直，牙列拥挤度不大，显然不适合再拔上颌牙矫治，因此拔除了下颌2个6的残根后，做出一个患者利益最大化的方案。

（2）支抗设计和牙移动控制。上颌使用隐形牙套稍后退上牙弓并排齐牙列，是比较容易实现的，难点在前移下磨牙关闭6的拔牙间隙。下颌前牙是绝对支抗而后牙是"零"支抗。要实现这样的支抗控制，下颌必须使用种植钉辅助。

（3）下颌4、5是肯定不能与7对拉的，在下颌4、5、7、8上粘托槽，放节段弓丝，是为了给7和8前移铺设"轨道"。从种植钉处挂的弹力牵引和加用Ⅱ类牵引，使得7和8沿着设计的"轨道"朝前移动而不发生前倾、扭转和伸长。注意要将下颌的局限固定矫治器粘接得更靠牙冠的龈方，以给隐形牙套留出足够的空间，使其能很好地包裹住牙冠，这样才能发挥隐形牙套的作用。

（4）目前隐形矫治器的矫治效能还比不上固定矫治器的，因此经验不足的初学者面对较复杂、难度较大的病例时，还是要慎重采用隐形矫治器。

病例十八：下颌 6 缺失，全口开殆，有术后 10 年随访

【一般信息】18 岁女性，2009 年 9 月初诊，主诉为牙齿咬合不好。

【问题列表】上下牙列轻度拥挤，广泛性开殆，后牙远中关系。C6、D6 缺失，D5 残冠，殆面有充填物。X 线片可见 D5 根管治疗完善，无根尖暗影。

【诊断】安氏Ⅱ类，骨性Ⅱ类，均角偏高。D5 牙体缺损。

【最终执行方案】拔除 A4、B4，固定矫治器排齐整平牙列，建立前牙正常覆殆覆盖、尖牙中性关系，前移下颌 7 关闭 6 的拔牙间隙，后牙完全远中关系，预留间隙行 D5 修复。

【疗程】用时为 27 个月。

主要矫治过程如图 5-96 至图 5-100 所示。

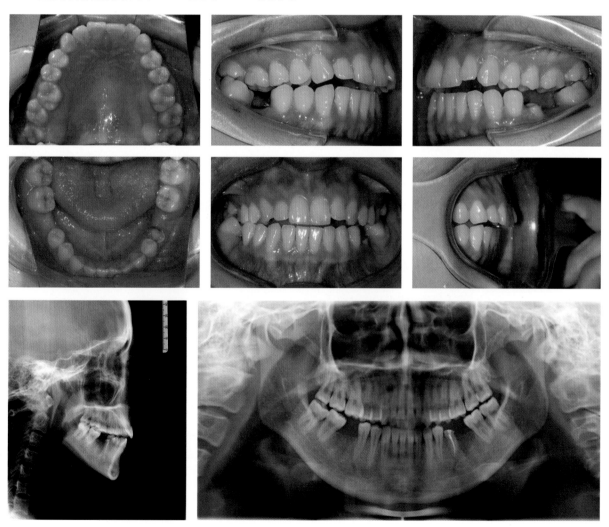

图 5-96　2009 年 9 月，初诊时牙齿情况

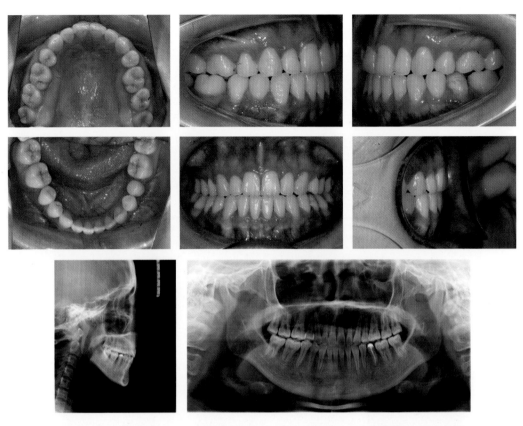

图 5-97　2011 年 12 月，结束主动矫治，进入保持阶段。预留间隙行 D5 修复

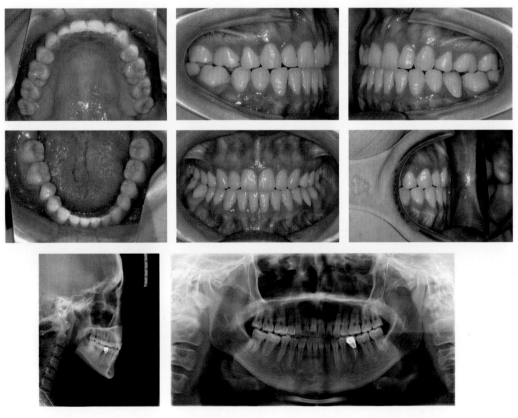

图 5-98　2013 年 4 月，复查时牙齿情况。保持良好，D5 已行烤瓷冠修复

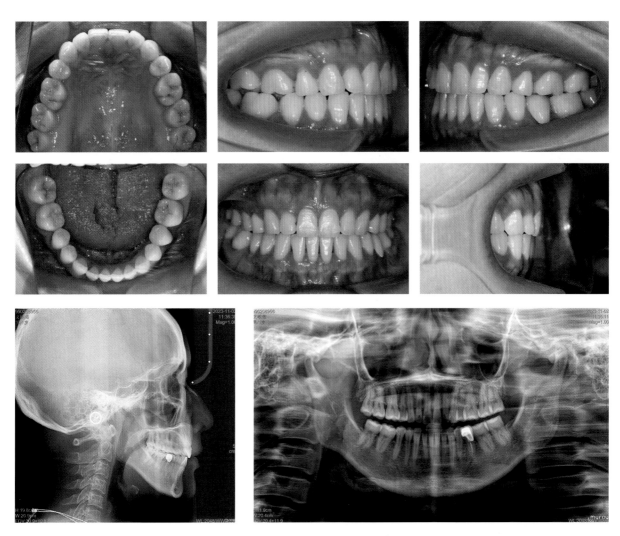

图 5-99 2023 年 11 月,复查时牙齿情况。保持效果良好,牙齿咬合更稳定

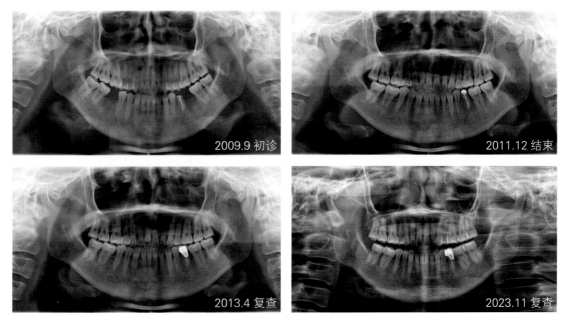

图 5-100 治疗前后影像学对比

【矫治体会】

（1）因患者年轻且根据患者口述可知其下颌6被拔除不久，拔牙间隙处牙槽嵴骨质丰满，下颌8也已萌出且牙冠、根的形态都发育良好，所以特别适合将7和8前移去关闭6的拔牙间隙。该患者长期保持后，效果稳定。此病例有助于帮助理解类似病例的矫治及远期效果。

（2）因为关闭6的拔牙间隙需要用到足够粗的不锈钢方丝，因此最邻近缺隙的下颌5所受应力大，牙龈有轻微退缩现象。

（3）现在看来亦可拔上颌8，用种植体后退上颌牙弓，只是当初种植体支抗还没有那么普及，且对于后退牙弓的矫治方式的了解也不够深刻。

病例十九：单侧后牙锁𬌗伴磨牙缺失、不良修复体，有远期随访

【一般信息】18 岁女性，2008 年 3 月初诊，主诉为牙齿不齐。

【问题列表】上下牙列中度拥挤，前牙覆𬌗覆盖基本正常，后牙远中关系，A7、C7 正锁𬌗。A3、A4 金属连冠，C6、C7 烤瓷连冠，D6 缺失。X 线片可见 A3 缺失，C6 残冠，根管治疗不完善，有根尖暗影。

【诊断】安氏Ⅱ类，骨性Ⅰ类，均角。C6 根尖周炎。

【最终执行方案】拔除 A8、B4、C6，固定矫治器排齐整平牙列，建立前牙正常覆𬌗覆盖、尖牙中性关系，调磨 A4 舌尖并修复代替 A3，前移下颌 7、8 关闭 6 的拔牙间隙，后牙完全远中关系。

【疗程】用时为 29 个月。

主要矫治过程如图 5-101 至图 5-106 所示。

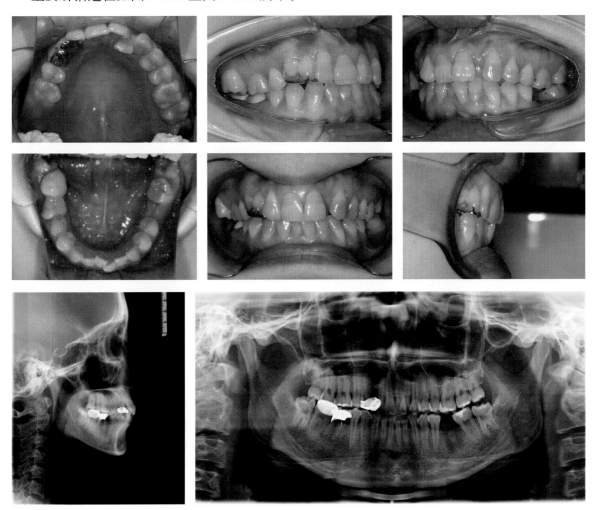

图 5-101　2008 年 3 月，初诊时牙齿情况

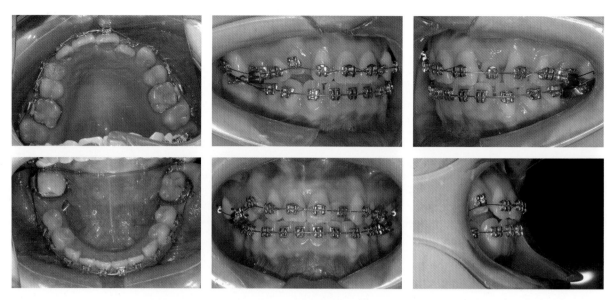

图 5-102　2009 年 5 月，上下颌使用 0.018 in 镍钛丝排齐牙列

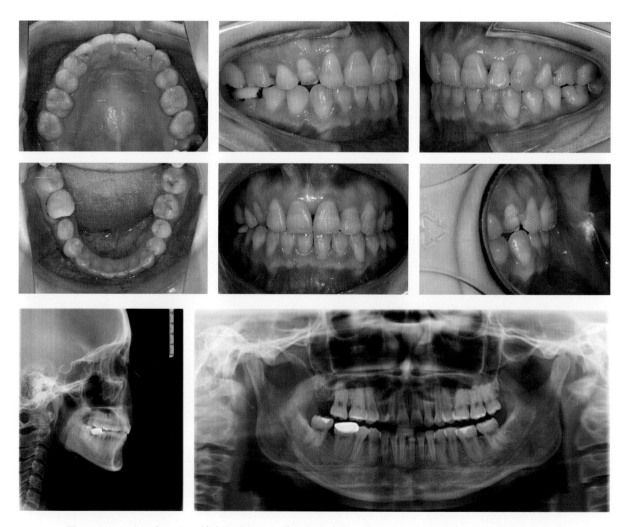

图 5-103　2010 年 8 月，结束主动矫治，进入保持阶段。建议 A3 行贴面修复、C7 重新行冠修复

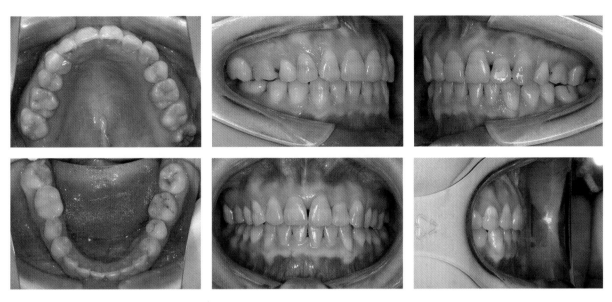

图 5-104　2010 年 9 月，A3、C7 修复后效果

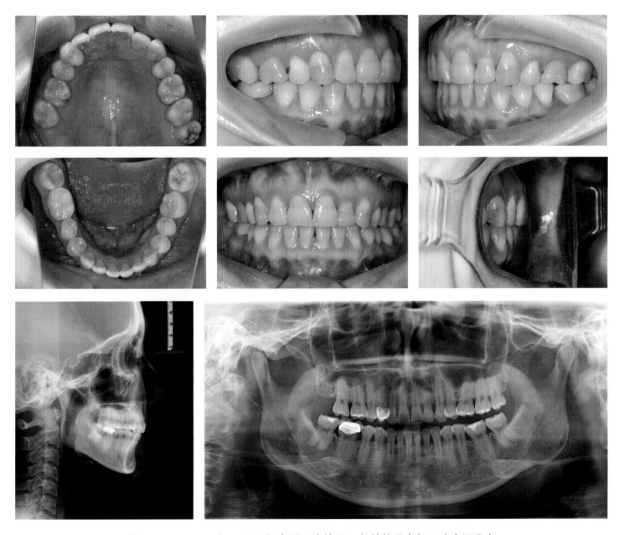

图 5-105　2017 年 8 月，复查时牙齿情况。保持效果良好，咬合更稳定

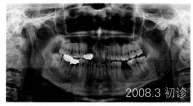
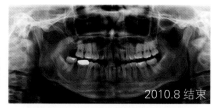
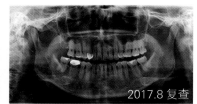

2008.3 初诊 2010.8 结束 2017.8 复查

图 5-106　治疗前后影像学对比

【矫治体会】

（1）方案设计。整体矫治理念本着患者利益最大化的原则，应对患者口颌的所有问题有全面的考虑，而不是单想着某一两个症状怎么解决。本病例中因患者面型直，前牙覆𬌗覆盖基本正常，A3早年被拔除了，B2完全腭侧错位，因此拔除B4，最大支抗解决拥挤、纠正中线即可。A8也需要先拔除，以解除上颌右侧牙弓后段的拥挤，利于A7纳入牙弓内，改正A7、C7锁𬌗。下切牙就在原位排齐，下颌后牙需"零"支抗地全力以赴朝前移动，关闭第一磨牙的拔牙间隙。

（2）患者合作非常好，因此矫治效率高、效果好。结束时牙排列及上下颌尖窝锁结关系良好，前伸及侧方运动无早接触和𬌗干扰。

（3）多年后复查时，患者告知当年她并没有坚持戴保持器，几个月后就没戴任何保持器了，因为戴上压膜保持器后她的关节就受不了，甚至出现疼痛症状。对此，回顾总结分析，有些体会分享如下。①如果矫治完成时上下颌尖窝锁结关系非常好，𬌗运顺畅，那么，不需要太长时间的机械保持，牙颌也能自行调整，进入自然保持状态。②固定矫治结束后，不能一概而论地、简单地给每个患者都戴压膜保持器，因为有些患者确实不适合戴压膜保持器。就如这位患者，回过头分析发现，其后牙槽高度似乎有点不足，后方的𬌗间隙也较窄，后牙给人一种"咬得太紧"的感觉。而压膜保持器，上下两层加起来的厚度还是相当可观的。上下牙都戴上压膜保持器之后，下颌将始终处于一种被迫后下旋的姿势，髁突也被动地处于某个不是"最舒适"的位置，容易发生盘-突关系紊乱，遂产生不适甚至疼痛的症状。

病例二十：成年高角女性，拔多颗磨牙，疗程不足 2 年

【一般信息】21 岁女性，2011 年 7 月初诊，主诉为牙齿前突不齐。

【问题列表】上下牙列中度拥挤，前牙呈对刃，个别牙反𬌗，后牙轻度近中关系。B6、D6 残根，C6 残冠，A6 龋坏。X 线片可见 A8、B8、C8、D8 存在，根尖发育完成。

【诊断】安氏 Ⅲ 类，骨性 Ⅱ 类，高角，下颌后下旋。B6、D6 残根，C6 残冠，A6 龋坏。

【最终执行方案】拔除 A5、B6、C6、D6，固定矫治器排齐整平牙列，建立前牙正常覆𬌗覆盖、尖牙中性关系，前移左上及下颌 7、8 关闭 6 的拔牙间隙，建立左侧后牙中性关系和右侧后牙完全远中关系。

【疗程】用时为 23 个月。

主要矫治过程如图 5-107 至图 5-111 所示。

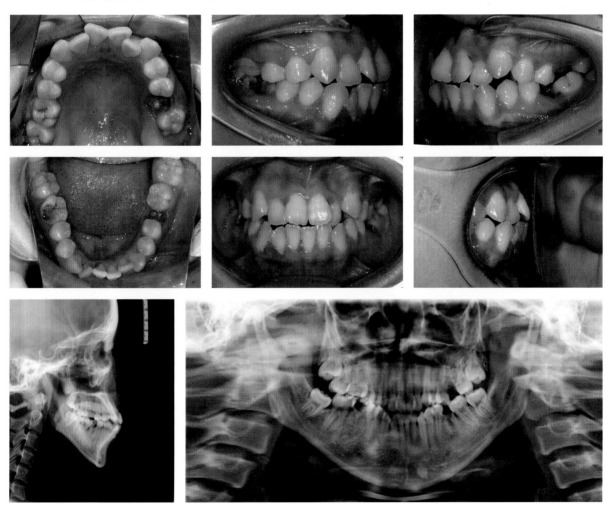

图 5-107　2011 年 7 月，初诊时牙齿情况

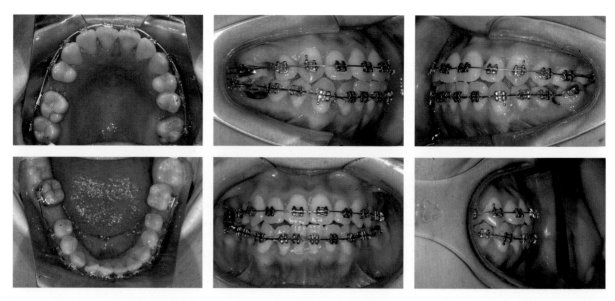

图 5-108　2011 年 12 月，上颌使用 0.018 in × 0.025 in 镍钛丝，下颌使用 0.016 in 澳丝，弓丝在下颌 7 前弯制外展弯和后倾弯，控制 7 使之不前倾、舌倾

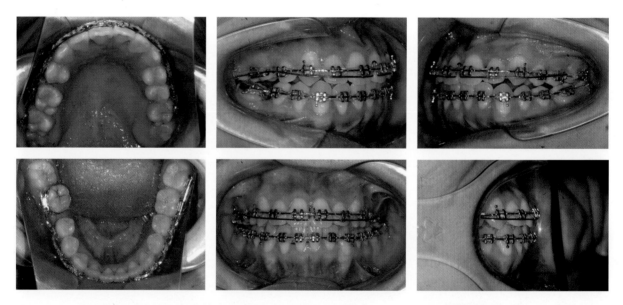

图 5-109　2012 年 5 月，上下颌更换为 0.018 in × 0.025 in 不锈钢丝，用扩弓辅弓帮助扩宽上牙弓，弓丝在下颌 7 前弯制外展弯和后倾弯，控制 7 使之不前倾、舌倾，逐步关闭拔牙间隙，C8 跟随前移

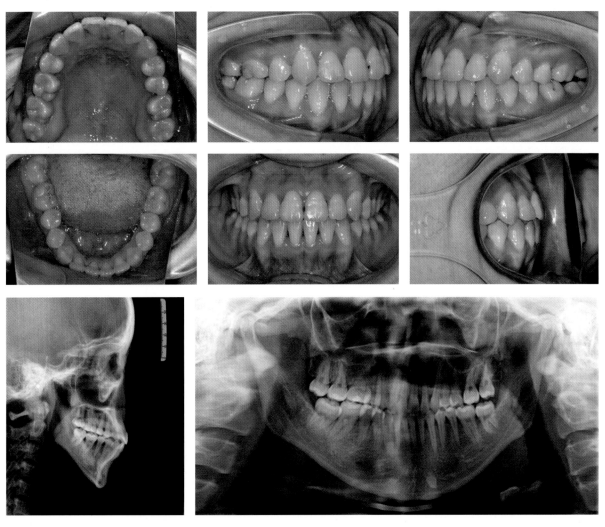

图 5-110　2013 年 6 月，结束主动矫治，进入保持阶段

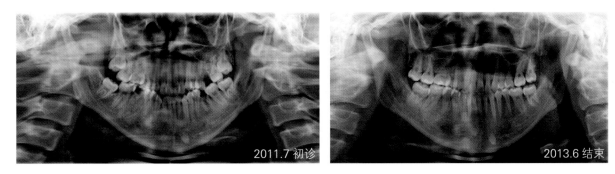

图 5-111　治疗前后影像学对比

【矫治体会】

（1）患者垂直骨面型为很高角，后牙前移会很快。但有这样的骨型结构，患者全口的牙槽嵴骨质也是比较薄的，特别是在前牙区。因此，不用过多地内收前牙，只要解决了前牙拥挤，并捎带着改善一下口唇部突度就好。做成侧貌很直面型的话，反而对前牙区牙槽骨的生理健康不利。可以看到矫治结束时其前牙（特别是下颌前牙）区出现了三角形间隙，一是因为术前其下颌前牙牙龈本就红肿，说明有慢性炎症的存在，牙槽骨已有轻微的吸收；二是因为内收前牙的过程中，牙槽骨高度只会吸收、降低而不会增厚、升高。

（2）治疗过程中发现上颌后牙段宽度不足，用了辅弓去辅助扩宽上牙弓。其实，建立中性的尖牙关系是正畸治疗全口重新建𬌗的关键。只要尖牙中性关系建立起来并始终维持住，那么，处于尖牙前方和后方的所有牙齿的位置就都好安排了。

病例二十一：双颌前突，拔上颌 4、下颌 6，竖直水平阻生智齿

【一般信息】21 岁女性，2011 年 3 月初诊，主诉为牙齿前突不齐。

【问题列表】上牙列中度拥挤，前牙深覆𬌗深覆盖Ⅰ度，后牙轻度远中关系。C6、D6 残根，B6、C7、C8 龋坏，D7 𬌗面银汞充填物。X 线片可见 D7 根管治疗完善，未见根尖暗影；B8 近中阻生、D8 水平阻生，牙根发育基本完成。

【诊断】安氏Ⅱ类，骨性Ⅱ类，均角偏高，双颌前突。B6、C7、C8 龋坏。

【最终执行方案】拔除 A4、B4 和 C6、D6 残根，固定矫治器排齐整平牙列，建立前牙正常覆𬌗覆盖、尖牙中性关系，竖直前移下颌 7 关闭 6 的拔牙间隙，后牙完全远中关系。

【疗程】用时为 28 个月。

主要矫治过程如图 5-112 至图 5-116 所示。

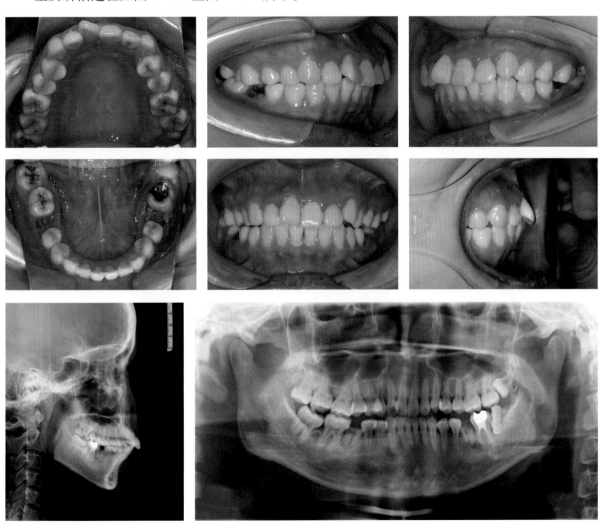

图 5-112　2011 年 3 月，初诊时牙齿情况

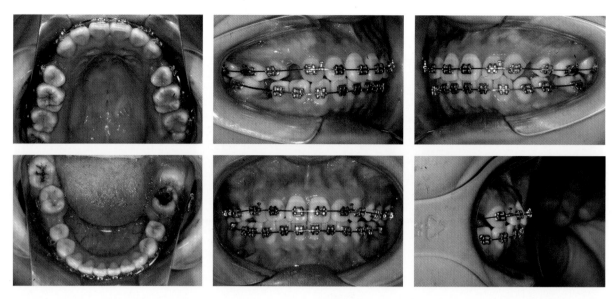

图 5-113　2011 年 10 月，上下颌使用 0.018 in × 0.025 in 不锈钢丝，弓丝在下颌 7 前弯制外展弯和后倾弯，控制 7 使之不前倾、舌倾

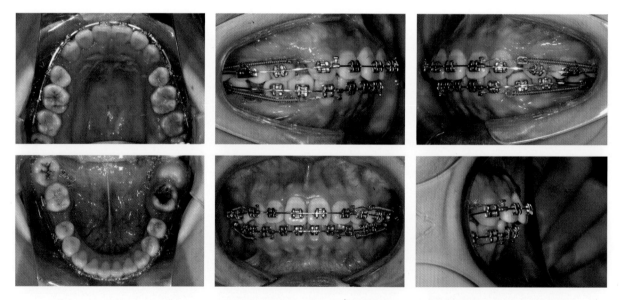

图 5-114　2011 年 12 月，上下颌使用 0.018 in × 0.025 in 不锈钢丝，使用螺旋拉簧继续关闭拔牙间隙

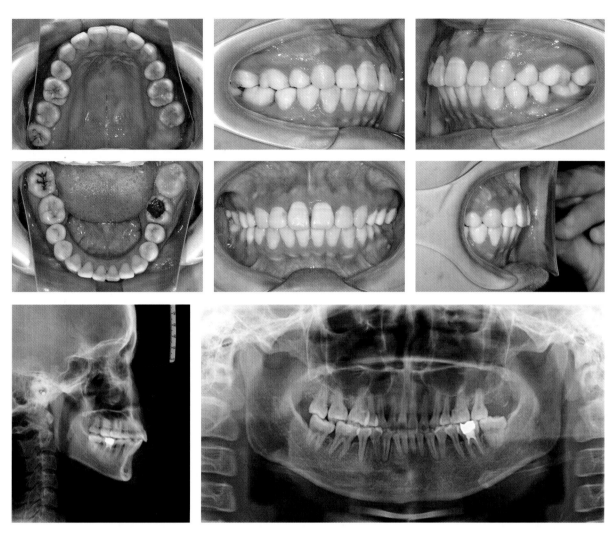

图 5-115　2013 年 7 月，结束主动矫治，进入保持阶段

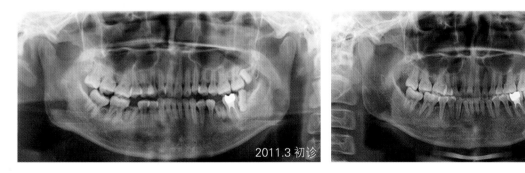

图 5-116　治疗前后影像学对比

【矫治体会】

（1）方案设计本着少拔牙、病牙优先的原则，尽量让患者的利益最大化，因此选择了拔 A4、B4、C6、D6，并竖直水平阻生的 D8。也可以考虑下颌加拔 2 颗 4，这样面型突度的改善应该会更好，但可能会使疗程更长一些。

（2）左侧上下牙弓长度不匹配，后牙呈完全远中关系，虽然尖窝锁结关系也很好，但是应注意𬌗运要顺畅，即前伸、后退及侧方运动时，不能出现早接触、𬌗干扰。在结束时要注意检查，前伸下颌至前牙切对切时，上下切牙的切缘要中线两侧都有均匀接触，其他全口牙要分开无接触；侧方咬合时形成尖牙保护𬌗而非工作侧牙齿均分开无接触。

病例二十二：双颌前突，拔下颌 6，有术后 10 年随访

【一般信息】26 岁女性，2009 年 10 月初诊，主诉为牙齿不齐。

【问题列表】上牙列轻度拥挤，下牙列重度拥挤，前牙浅覆𬌗浅覆盖，右侧后牙轻度近中关系，左侧后牙轻度远中关系。B5 缺失，C6、D6 残冠，D6 𬌗面有大面积充填物，A2、A4、B1 龋坏。X 线片可见 C6、D6 根尖暗影；C8、D8 近中阻生，根发育完成。

【诊断】安氏 Ⅲ 类，骨性 Ⅰ 类，高角。下颌 6 根尖周炎。

【最终执行方案】拔除 A4、C6、D6，固定矫治器排齐整平牙列，建立前牙正常覆𬌗覆盖、尖牙中性关系，前移下颌 7、8 关闭下颌 6 的拔牙间隙，建立后牙完全远中关系。

【疗程】用时为 43 个月。

主要矫治过程如图 5-117 至图 5-120 所示。

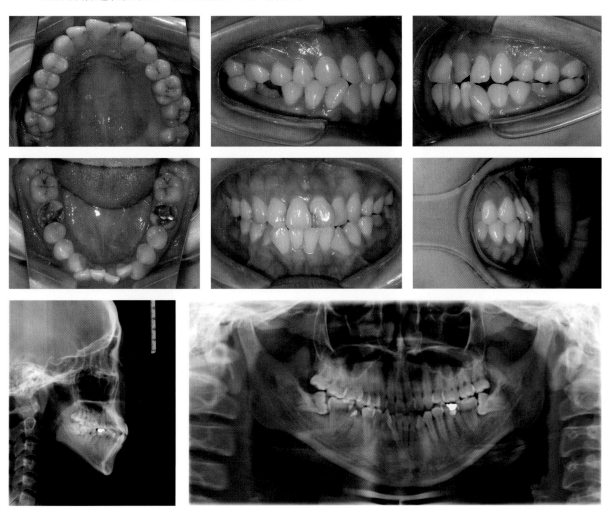

图 5-117　2009 年 10 月，初诊时牙齿情况

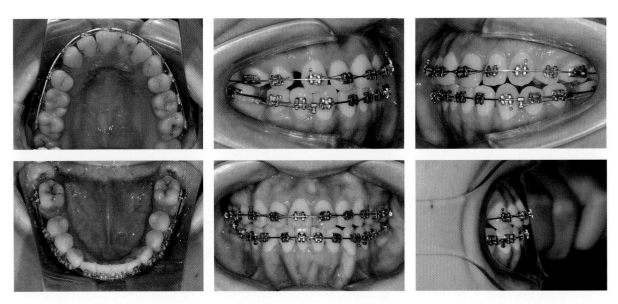

图 5-118　2011 年 6 月，上颌使用 0.018 in × 0.025 in 镍钛丝，下颌使用 0.018 in × 0.025 in 不锈钢丝

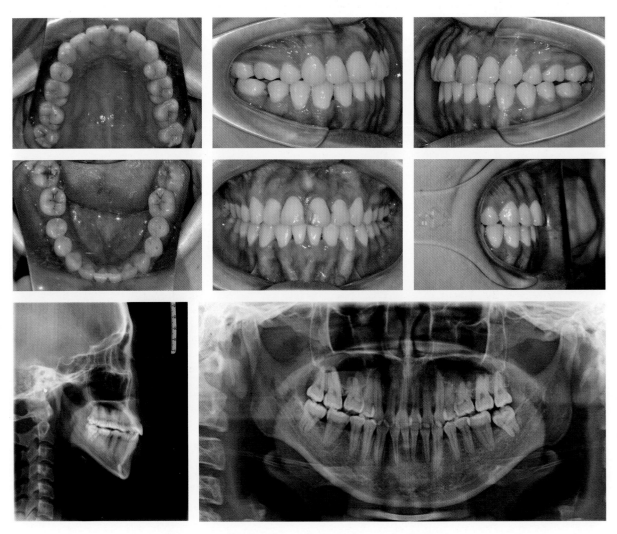

图 5-119　2013 年 5 月，结束主动矫治，进入保持阶段

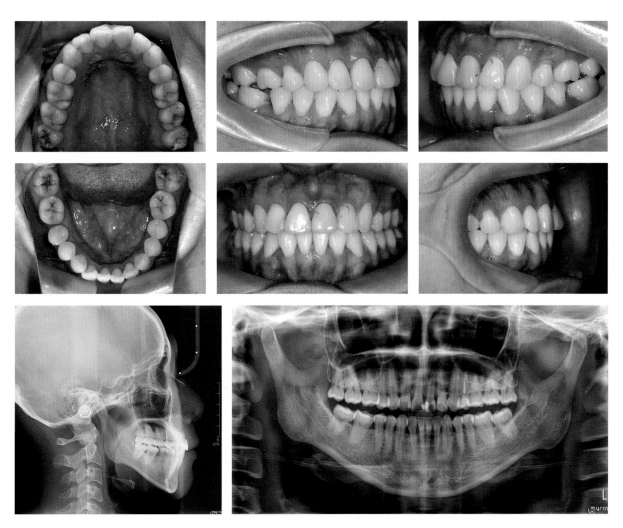

图 5-120　2023 年 11 月，复查时牙齿情况。咬合关系良好，稳定性好

【矫治体会】

（1）此为 2009 年的病例，疗程稍长。首先可能是因为患者年龄稍大，牙槽骨的改建较慢，竖直下颌智齿所花的时间也较长（可以看见 8 的根尖移动超过了 10 mm）；其次是因为治疗过程中患者合作欠佳，经常不能每月按时复诊。

（2）下颌双侧智齿的竖直采用最简单的方法，即先前移 C7、D7，让 C8 和 D8 跟着"往前漂"；等 C6、D6 的拔牙间隙关闭得差不多，再将 C8 和 D8 粘上颊面管；将 C8、D8 纳入矫治系统之后，顺序地更换弓丝，慢慢地将 C8 和 D8 竖直。如果刚开始时难以将颊面管粘到 C8 和 D8 颊侧最正确的位置，可随着 C8 和 D8 的逐渐竖直，分次调整颊面管的位置，最终使 C8、D8 达到完全竖直。

（3）患者矫治结束 10 年后复查，显示稳定性很好，牙周组织健康，咬合关系理想。

病例二十三：上下颌单侧拔磨牙，术后 8 年出现原来没有的前牙散隙

【一般信息】23 岁女性，2011 年 11 月初诊，主诉为嘴突、咬合不好。

【问题列表】下牙列轻度拥挤，前牙覆𬌗覆盖基本正常，后牙轻度远中关系，A7、C7 正锁𬌗。A6 缺失，D6 烤瓷冠。X 线片可见 D6 根管治疗不完善；C8 近中阻生、D8 垂直阻生，牙根发育基本完成。

【诊断】安氏 Ⅱ 类，骨性 Ⅱ 类，均角偏高。

【最终执行方案】拔除 C8 和 D6，固定矫治器排齐整平牙列，建立前牙正常覆𬌗覆盖、尖牙中性关系，前移 A7 关闭 A6 的拔牙间隙，前移 D7、D8 关闭 D6 的拔牙间隙，建立后牙中性关系。

【疗程】用时为 19 个月。

主要矫治过程如图 5-121 至图 5-126 所示。

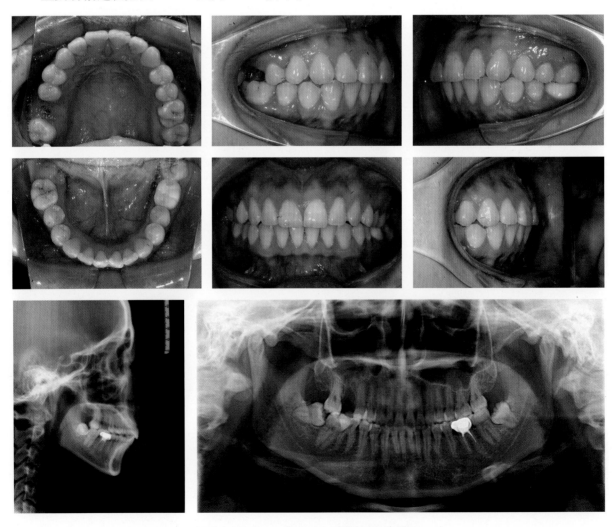

图 5-121　2011 年 11 月，初诊时牙齿情况

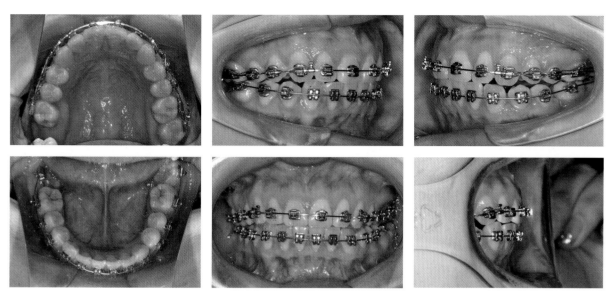

图 5-122 2013 年 1 月，上颌使用 0.018 in×0.025 in 不锈钢丝，下颌使用 0.018 in 镍钛丝

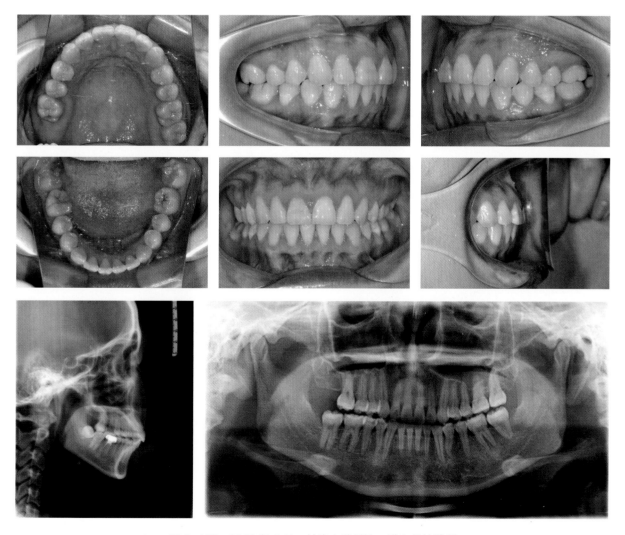

图 5-123 2013 年 6 月，结束主动矫治，进入保持阶段

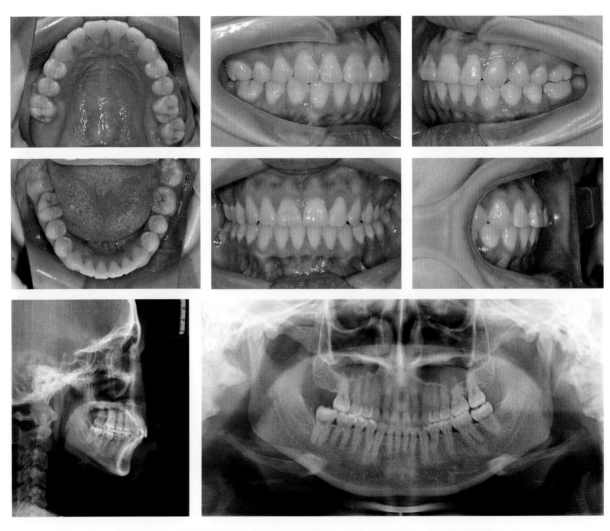

图 5-124 2015 年 1 月，复查时牙齿情况。咬合关系良好，保持效果稳定

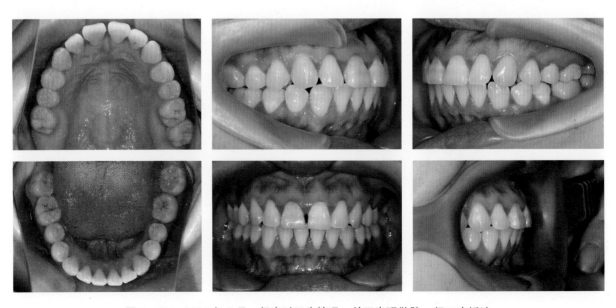

图 5-125 2021 年 9 月，复查时牙齿情况。前牙出现散隙，行二次矫治

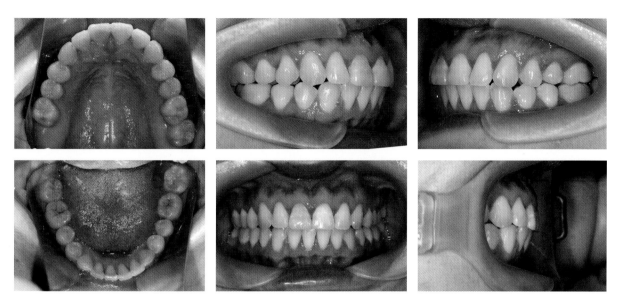

图 5-126 2022 年 4 月，二次矫治结束，嘱患者认真保持

【矫治体会】

（1）此患者初诊时就要求将左下做了烤瓷冠的 D6 拔除，关闭 A6 的拔牙间隙，且不愿意种牙或镶牙。如此一来，上下颌实质上都是单侧拔牙，即使是拔位置很靠牙弓后方的磨牙，拔牙间隙很靠后，但仍会导致上下牙弓中线不齐，很难控制。

（2）患者年轻且合作好，疗效高，疗程就短。

（3）患者术后 8 年复查，前牙出现了散隙，又进行了第二次矫治。出现前牙散隙的原因应该是患者牙周卫生不好，有牙槽骨的吸收，或合并有伸舌习惯，导致其口周肌力的平衡出现了问题。

病例二十四：嘴突及咬合不好，拔磨牙和前磨牙

【一般信息】24 岁女性，2020 年 12 月初诊，主诉为嘴突及咬合不好。

【问题列表】上下牙列轻度拥挤，双颌前突，前牙开𬌗，后牙远中关系。A6、D6 残根，C6 残冠、根尖周炎。全口牙龈红肿，多颗牙龋坏。

【诊断】安氏Ⅱ类，骨性Ⅱ类，均角偏高。成人慢性牙周炎。

【最终执行方案】牙周系统治疗，治疗龋坏牙。拔除 4 颗 4 及 A6、C6、D6 和 B8，被动式自锁固定矫治器排齐整平牙列，建立前牙正常覆𬌗覆盖、尖牙中性关系，完全关闭拔牙间隙。

【疗程】用时为 35 个月。

主要矫治过程如图 5-127 至图 5-130 所示。

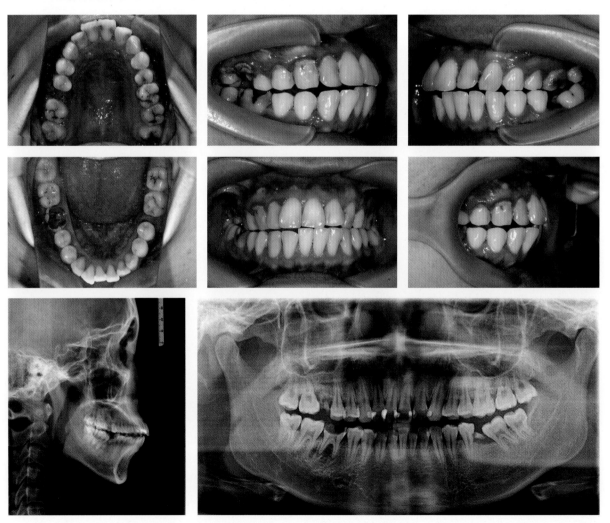

图 5-127　2020 年 12 月，初诊时牙齿情况

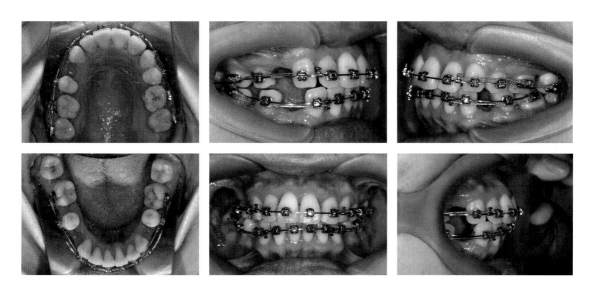

图5-128 2022年3月，用足够粗的不锈钢方丝关闭拔牙间隙，可见前移右下后牙时，C8未主动跟上

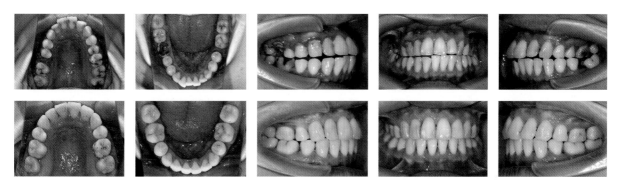

图5-129 治疗前（上）后（下）口内照对比

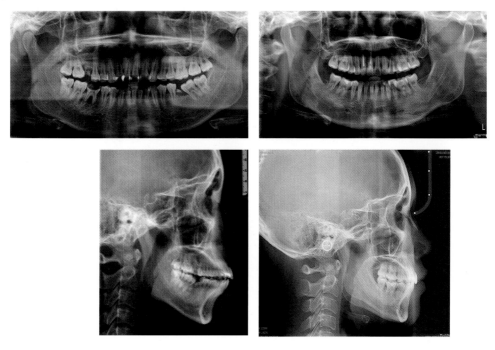

图5-130 治疗前（左）后（右）X线片对比

【矫治体会】

（1）拔除病牙及4颗前磨牙，可以实现患者利益最大化，在内收前牙改善突度的同时，自然而然地解决了前牙开𬌗。

（2）疗程稍长，因为下颌在前移7时，8没有自觉跟上，这在年轻女性中是很常见的现象。

（3）患者牙周状况不好，口腔卫生差，龋坏牙也多，一定要分轻重缓急地处理好这些病理性问题，并行系统的牙周治疗，控制牙周炎症。在患者的牙周炎症处于相对静止期，且患者也能主动、自觉地刷好牙，良好地维护口腔卫生之后，才可以开始正畸治疗。矫治过程中，每次复诊都要仔细检查患者牙周卫生状况，需要经常行牙周保健治疗。

（4）如果治疗前已经有牙槽骨吸收，正畸后龈方三角形间隙（所谓的"黑三角"）将不可避免，如果发生在前牙区更是会影响牙的美观。制订方案之时就要预见此情形，向患者解释明白，并在方案的知情同意书里面注明。

病例二十五：下颌 2 颗 6 缺失，前牙开殆

【一般信息】24 岁女性，2020 年 5 月初诊，主诉为牙齿不齐、嘴突及咬合不好，并要求关闭被拔除磨牙的拔牙间隙。

【问题列表】上牙列轻度拥挤，双颌前突，前牙局部小开殆，A2 腭侧错位，后牙远中关系。C6、D6 被拔除，牙槽嵴丰满度尚可。下前牙龈退缩。

【诊断】安氏Ⅱ类，骨性Ⅱ类，均角，前牙小开殆。

【最终执行方案】牙周系统治疗。拔除 A4 及 B4，排齐整平牙列，内收前牙改善突度并前移下后牙关闭第一磨牙拔牙间隙。

【疗程】用时为 19 个月。

主要矫治过程如图 5-131 至图 5-135 所示。

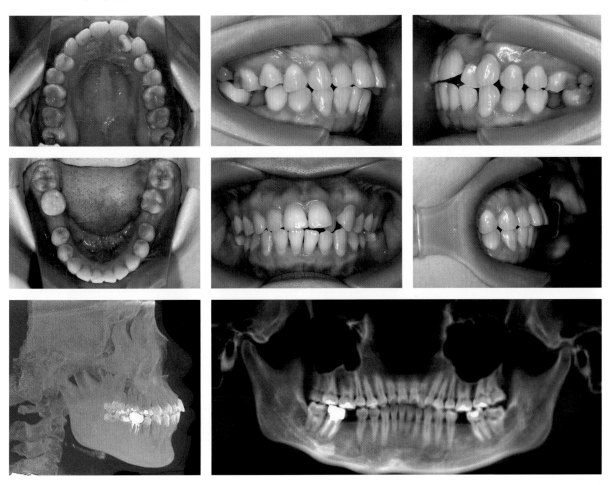

图 5-131 2020 年 5 月，初诊时牙齿情况

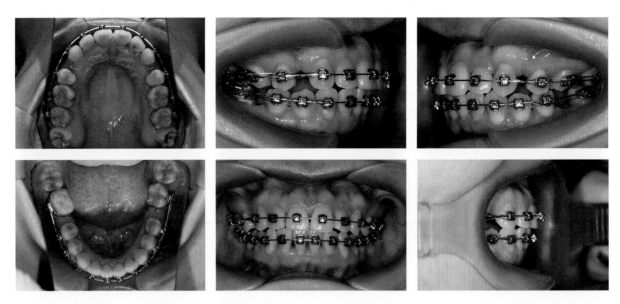

图5-132　2022年11月,排齐整平,使用镍钛方丝。可以看到,仅在前期顺序更换弓丝、尖牙后结扎和弓丝末端紧回弯,下颌磨牙缺隙就变小了。左侧尖牙已接近中性关系

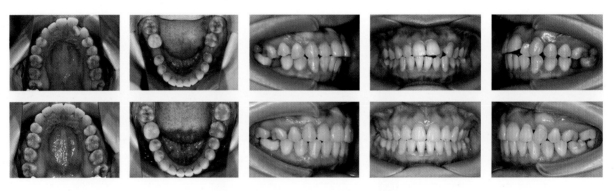

图5-133　治疗前(上)后(下)口内照对比

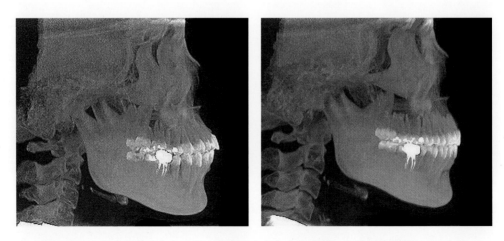

图5-134　与治疗前(左)对比,治疗后(右)突度改善,主动矫治疗程仅19个月

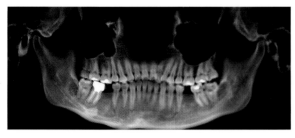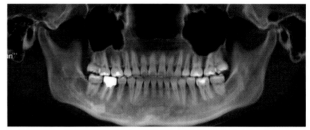

图 5-135　治疗前（左）后（右）影像学对比

【矫治体会】

（1）方案设计考虑。患者仅拔除了上颌 2 颗 4 是因为其下颌的 6 已被拔除，本着拔牙保守、少拔牙的原则，下颌完全可以利用 6 的拔牙间隙去排齐整平并内收下切牙。

（2）此患者与病例二十四的患者相似，年龄一样，但疗程仅 19 个月。比较二者，她们初诊的时间接近，畸形表现和垂直骨面型也很相似，所使用的矫治器系统一样，也都由同一医生治疗，自然矫治流程、操作习惯等也都基本一致。但她们疗程相差太大的原因是什么呢？这是值得思考和总结的问题。

（3）结束时患者下切牙区有三角形间隙，是因为矫治前就已经有轻度牙龈退缩。左侧上颌侧切牙与尖牙之间也有三角形间隙，此种情形也是临床上多见的，是因为腭侧错位的侧切牙矫正后，此处的牙槽嵴高度过低、骨质较少，不足以支撑起牙龈。

病例二十六：主诉"嘴突"，体会写得较多

【一般信息】26岁女性，2021年6月初诊，主诉为嘴突。

【问题列表】下牙列中度拥挤，双颌前突，前牙覆𬌗Ⅰ度覆盖Ⅱ度，后牙中性关系。X线片可见C6做过根管治疗，根尖有小的低密度影。

【诊断】安氏Ⅰ类，骨性Ⅱ类，高角（下颌升支短），下颌后缩。

【最终执行方案】拔除4颗4及A8、B8、C6和D8，利用4颗4的拔牙间隙，被动式自锁托槽矫治器排齐整平牙列，内收前牙改善突度，前移C7、C8关闭C6的拔牙间隙。

【疗程】用时为33个月。

主要矫治过程如图5-136至图5-144所示。

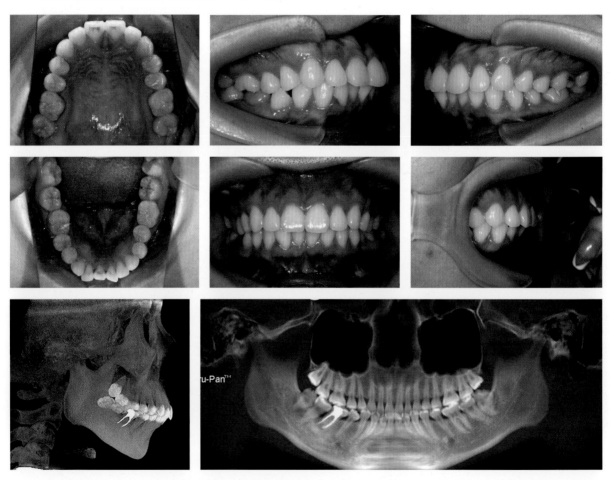

图5-136　2021年6月，初诊时牙齿情况

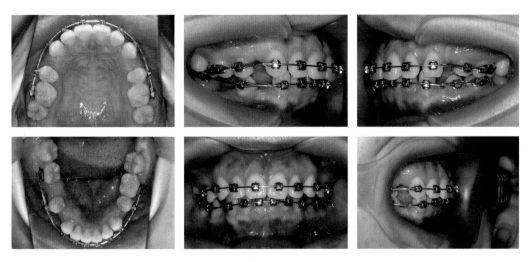

图 5-137 2021 年 12 月，前期遵循"由细到粗、由圆到方"顺序使用弓丝排齐整平，现上颌使用 0.019 in×0.025 in 镍钛丝，下颌使用 0.017 in×0.025 in 镍钛丝

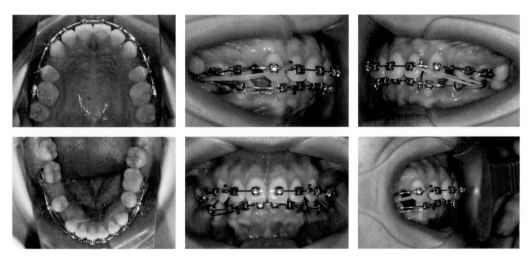

图 5-138 2022 年 1 月，上颌换 0.019 in×0.025 in 不锈钢丝，下颌换 0.017 in×0.025 in 不锈钢丝，下颌颌内牵引 + Ⅱ类牵引

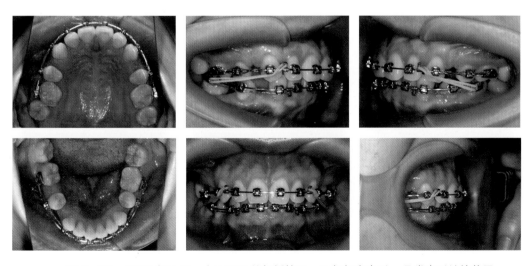

图 5-139 2022 年 3 月，上下原弓丝加摇椅弓，下颌颌内牵引 + Ⅱ类牵引继续整平

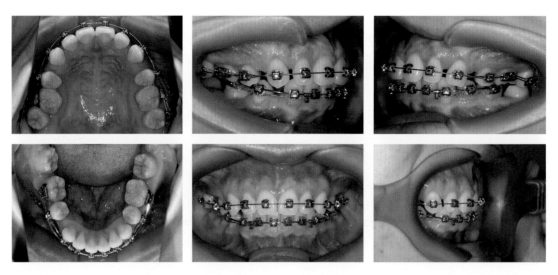

图 5-140 2022 年 6 月，下颌继续关闭拔牙间隙，上颌将 7 纳入矫治系统，用 0.014 in 镍钛丝排齐

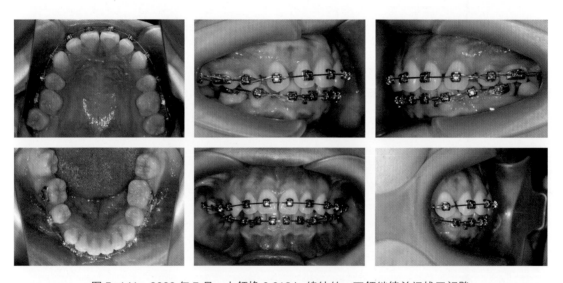

图 5-141 2022 年 7 月，上颌换 0.018 in 镍钛丝，下颌继续关闭拔牙间隙

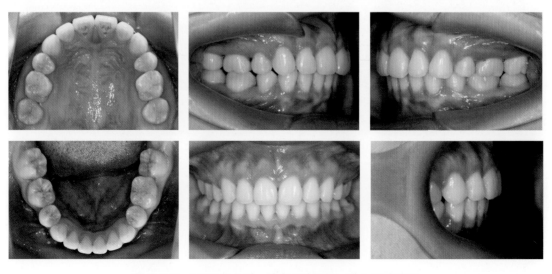

图 5-142 2024 年 3 月，结束主动矫治，进入保持阶段

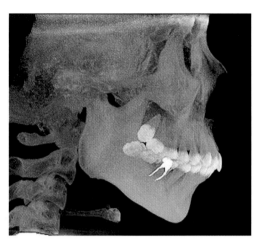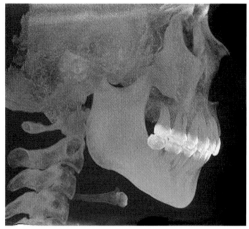

图 5-143　治疗前（左）后（右）对比，突度改善

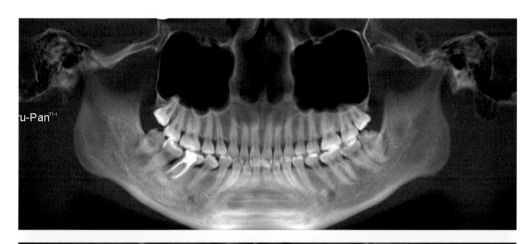

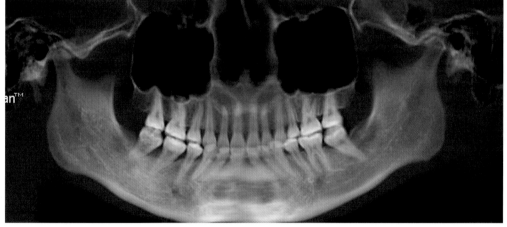

图 5-144　治疗前（上）后（下）影像学对比

【矫治体会】

（1）突面畸形的形成机制分析。患者自觉侧貌突、嘴突，主要是其面下 1/3 高度不足，下颌后缩所导致。从侧位片上看导致此种表现的机制是下颌升支过短，而其上颌仅唇部软组织有轻微前突，上颌前牙是很直立的。对于这种"突"，单纯正畸代偿治疗的效果并不好。但此类患者因为其外貌原本就较为美观，很少会愿意选择正颌手术。因此，在制订矫治方案时要费一番思量。

（2）方案制订考量。

如果不拔牙矫治或拔除 4 颗智齿进行正畸治疗呢？其优点是牺牲小，疗程短；缺点是治疗带来的变化小，仅能稍唇倾、排齐下颌前牙，而患者的上颌牙列本身就是整齐的。这种方案基本解决不了患者主诉的"嘴突"问题。

如果拔除 C6（病牙）和其他 3 颗智齿，将 C7、C8 前移关闭 C6 的拔牙间隙呢？其优点是拔除了病牙；缺点是疗程较长且下颌是属于单侧拔牙，基本解决不了主诉的问题。

拔除智齿，上下牙列种植体支抗后退上下牙弓呢？应该可以稍改善前牙突度，但因为患者下颌升支短，上下后牙槽高度低，推磨牙向后很容易由于楔形效应而使得下颌出现更加后下旋，从而破坏面型，甚至导致关节盘 – 突关系紊乱而制造出颞下颌关节紊乱病（TMD）。

如果拔除 4 颗前磨牙呢？其优点是可以较方便地排齐整平牙列，较大量地内收前牙以改善突度，也可以减少牙量使得牙量骨量更趋于协调，更顺应现代错𬌗畸形大多具有牙量骨量不调的特点，还可以顺带拔除 C6 病牙，牙移动控制也比较便利；缺点是牙齿数目减少了，疗程较长，后缩的颏部难以解决，但如矫正后患者对颏后缩仍不满意，可很方便地自行选择去做个颏成形术。经过综合考量，患者选择了此方案。

（3）牙移动控制。选择好该方案之后，需要特别注意的是上颌前牙的转矩控制，因为患者的上颌前牙是非常直立的，需要做的是压低和整体内收。下颌前牙就在原位排齐、压低即可。下颌后牙需要顺势前移。上颌一定要用足够粗的不锈钢方丝充分地整平之后，才可以使用颌内牵引去缓慢地内收上颌前牙、关闭间隙。

（4）疗效分析。下颌前牙在原位排齐压低，上颌前牙得到了整体的内收。前牙覆𬌗覆盖正常，上唇的突度得到改善，下唇的颏肌紧张也随之消除，口周软组织重新分布，圆润的颏和形态正常的颏唇沟也就显现出来了。患者对治疗效果很满意。

病例二十七：诉"咬合不稳定、咀嚼困难"，二次矫正，体会写得较多

【一般信息】18 岁男性，二次矫治患者，2015 年 8 月初诊，在其他医疗机构做了 2 年多正畸治疗，保持了 2 年，现诉咬合不稳定、咀嚼困难。

【问题列表】全口广泛性开𬌗，仅最后方 4 颗磨牙有接触，下颌被拔除了 2 颗前磨牙。D6 残冠，𬌗面大面积银汞充填体。

【诊断】安氏Ⅲ类，骨性Ⅲ类，高角，开𬌗。D6 残冠。

【最终执行方案】拔除上颌 2 颗 4 及 D6，再拔除 A8、B8 和 C8，被动式自锁托槽矫治器排齐整平牙列，内收前牙改善突度，前移 D7、D8 关闭 D6 的拔牙间隙。

【疗程】用时为 23 个月。

主要矫治过程如图 5-145 至图 5-148 所示。

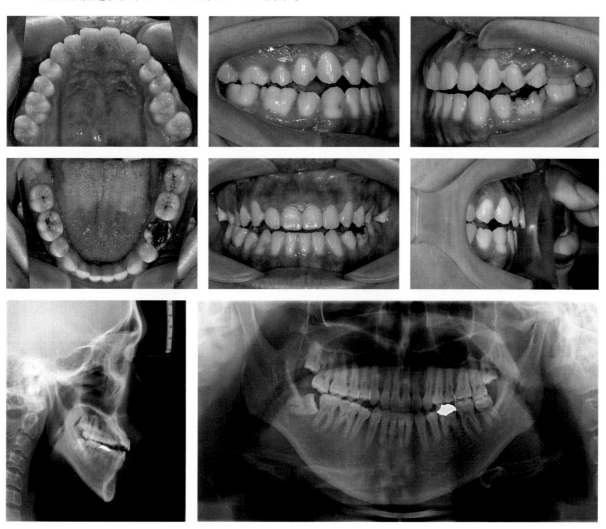

图 5-145 2015 年 8 月，初诊时牙齿情况

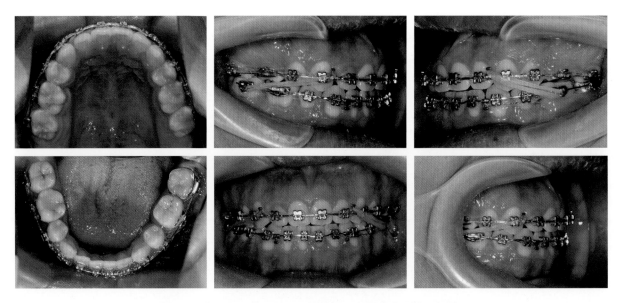

图 5-146　2017 年 3 月，开𬌗改正，还剩余少量拔牙间隙

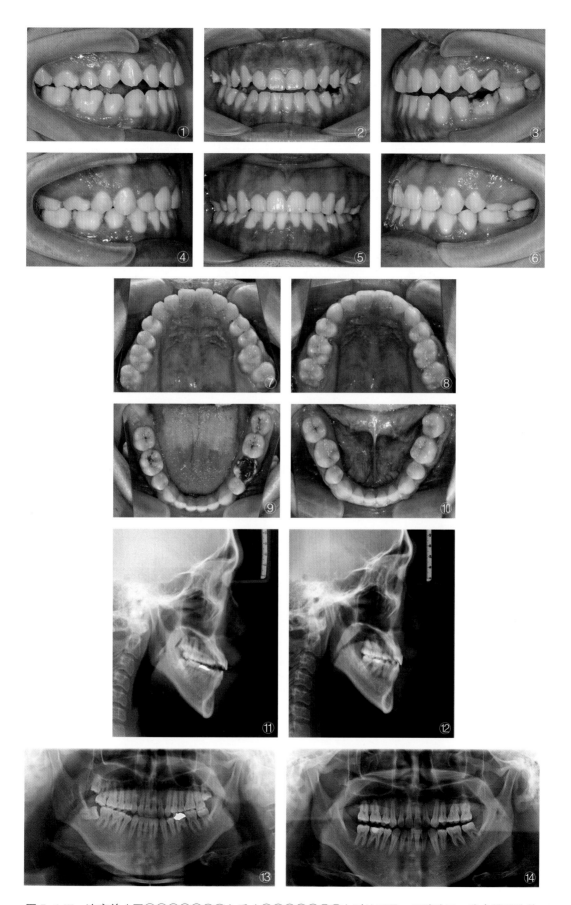

图 5-147 治疗前（图①②③⑦⑨⑪⑬）后（④⑤⑥⑧⑩⑫⑭）对比可见，开𬌗改正，咬合关系改善

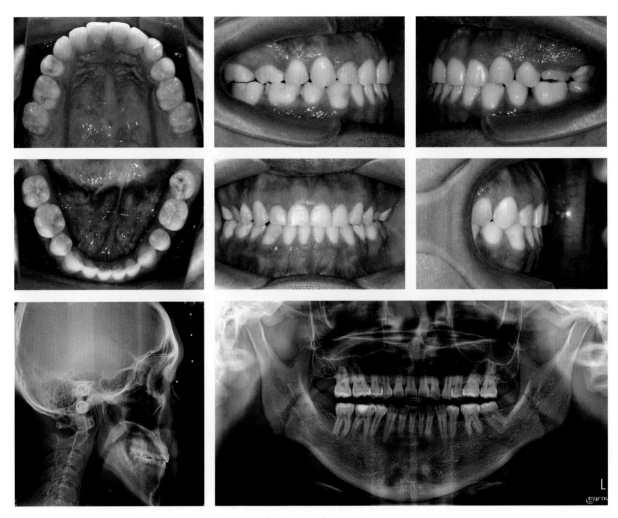

图5-148　2024年3月，复查时牙齿情况

【矫治体会】

（1）第一次矫治失败的可能原因分析。患者第一次矫治时，应该是前牙反𬌗，单拔除了下颌2颗前磨牙去内收下颌前牙。这样的方案是非常不可取的，矫治时机、拔牙模式和矫治方法都不对。

首先是生长发育状态，患者当时应该还处于生长发育高峰前期。此时应该着眼于利用矫形力尽量去改善上颌发育不足、协调骨面型。等生长发育高峰期过后，重新收集资料进行详细测量分析，再确定后续是需要正畸-正颌联合治疗，还是单纯正畸拔牙或不拔牙代偿治疗。缺乏对生长发育因素的考量就贸然给骨性Ⅲ类、垂直骨面型（高角）且年龄仅14岁的男孩进行拔牙代偿矫治，结局很大概率是失败的。因为患者还会继续生长发育，其下颌骨将有一个量大且快速的增长，会使得原有的矫治结果难以稳定，必将出现复发或发展为其他畸形表现。因此，此患者自诉"只要不戴保持器，牙齿就乱动"，最后保持器都戴不上了，只好任其变化。结果发展成了全口只有最后 4 颗磨牙有接触的严重开𬌗，咀嚼效率非常低。

其次，患者有无遗传及不良舌习惯（功能）因素也要着重考虑。

（2）患者来诊时已经 18 岁，生长发育高峰期已过，可以看作是生长发育基本完成了，畸形也已充分表现出来，因此诊断明确。除正畸－正颌联合治疗的方案外，正畸拔牙代偿也是可行的，牙齿移动代偿都在生理范畴之内。患者要求选择单纯正畸代偿治疗。

（3）拔牙矫治应该遵循"拔牙保守，病牙优先，左右对称，上下协调"原则。此患者原来仅是下颌拔了两侧各 1 颗前磨牙，没有上下协调，此次矫治考虑给其拔除 2 颗上颌 4，利用拔牙间隙内收前牙的机会纠正反𬌗。为了有利于后牙的竖直和压低以更好地纠正开𬌗，上下颌埋伏阻生的 3 颗 8 也要拔除。同时为了患者利益最大化，拔除 D6 病牙，将健康的 D7、D8 前移。高角病例前移下颌的 7 和 8 关闭 6 的拔牙间隙是相对容易的，不用担心。

（4）患者垂直骨面型是高角，牙齿移动很快，23 个月就完成了主动矫治，患者对牙齿排列、咬合关系及咀嚼效能都非常满意，顺利进入保持阶段。术后 6 年 6 个月电话随访，患者表示牙齿很好，对矫治效果满意。

病例二十八：嘴突，拔上颌中切牙、下颌 6 的非常规拔牙

【一般信息】26 岁女性，2021 年 6 月初诊，主诉为嘴突。

【问题列表】前牙深覆𬌗深覆盖Ⅱ度，尖牙、磨牙远中关系，骨性Ⅱ类，均角。A1 桩核烤瓷冠，C6 残根，D6 缺失，对颌牙伸长。

【诊断】安氏Ⅱ类，骨性Ⅱ类，均角。

【最终执行方案】拔除上颌 A1、B4 及 C6 残根，再拔除 A8、B8，被动式自锁托槽矫治器排齐整平牙列，前移下颌 7、8 关闭双侧 6 的拔牙间隙，内收前牙改善突度，今后 A2 做贴面代替 A1，A3、A4 调磨改形代替 A2、A3。

【疗程】用时为 26 个月。

主要矫治过程如图 5-149 至图 5-152 所示。

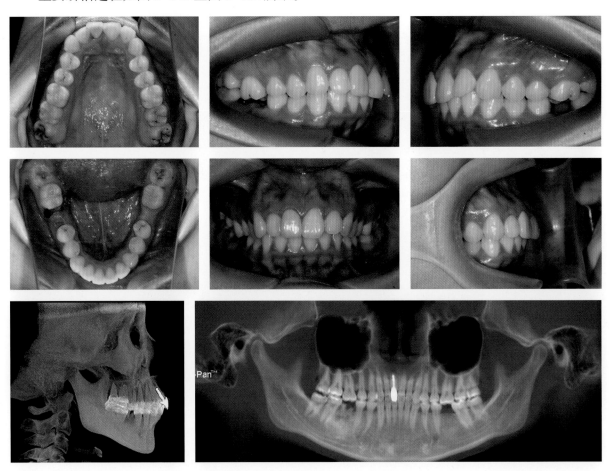

图 5-149　2021 年 6 月，初诊时牙齿情况

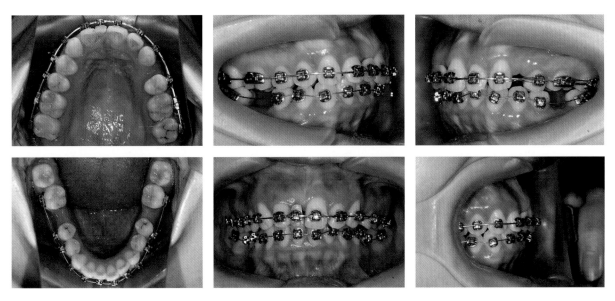

图 5-150 2022 年 1 月，上颌使用镍钛方丝、下颌使用镍钛圆丝排齐牙列

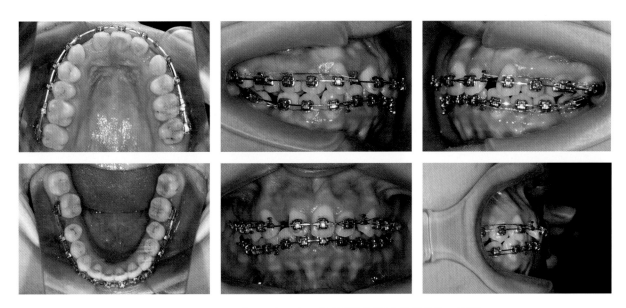

图 5-151 2022 年 10 月，上下颌使用不锈钢方丝关闭拔牙间隙

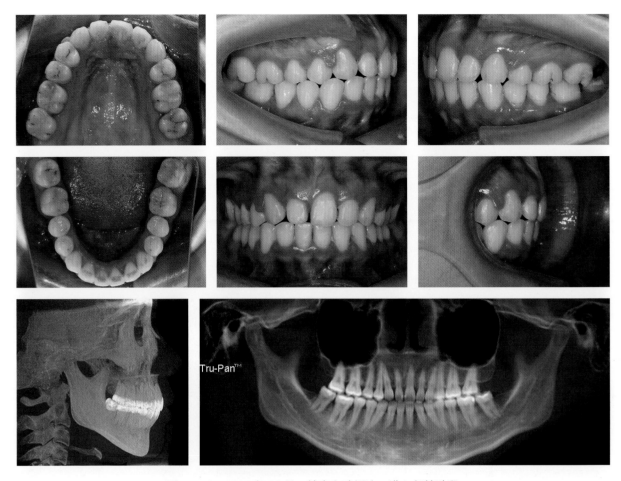

图 5-152　2023 年 10 月，结束主动矫治，进入保持阶段

【矫治体会】

（1）方案设计及选择的考量。下颌拔磨牙属于不得已而为之。上颌选择拔中切牙是因为其牙根有很高的折裂风险。与患者反复讨论后，本着少拔牙、拔病牙的原则，最终选取了本方案。

（2）矫治完成后，上牙弓长度小于下牙弓长度，依然要注意不能有前伸及侧方运动的早接触、𬌗干扰。

病例二十九：嘴突，单侧后牙锁𬌗，下颌 6 缺失，舌侧矫治器

【一般信息】29 岁女性，2021 年 3 月初诊，主诉为嘴突。

【问题列表】上牙列轻度拥挤，上下牙列前突，B7、B8 锁𬌗。D6 缺失，C6 残根，A6、A7、A8、B6、B7、B8、C7、C8 龋坏。

【诊断】安氏Ⅱ类，骨性Ⅰ类，均角。D6 缺失，C6 残根。

【最终执行方案】拔除 A4、A8、B4、B8 及 C6，固定矫治器排齐整平牙列，解除左侧后牙锁𬌗，前移并竖直下颌智齿以实现 8 代替 7、7 代替 6，关闭拔牙间隙，内收前牙改善前牙突度，建立前牙正常覆𬌗覆盖和磨牙完全远中关系。

【疗程】用时为 33 个月。

主要矫治过程如图 5-153 至图 5-156 所示。

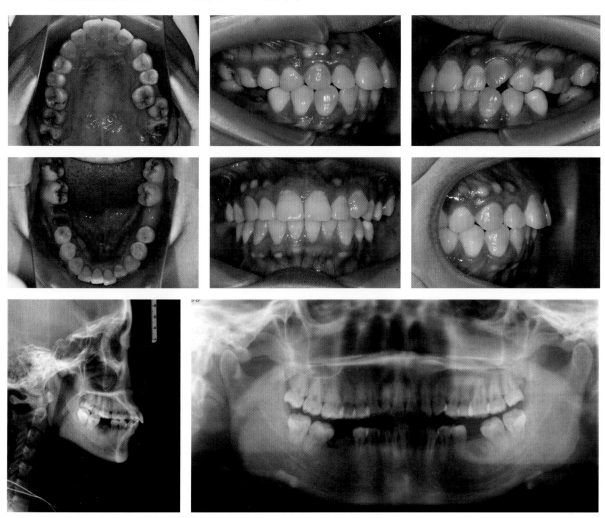

图 5-153 2021 年 3 月，初诊时牙齿情况

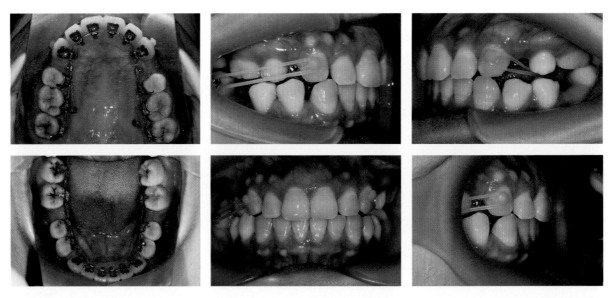

图 5-154　2022 年 3 月，B7、B8 锁𬌗解除，上下牙列基本整平。左侧Ⅱ类颌间牵引从 D7 的舌侧至 B3 唇侧，利于锁𬌗的解除

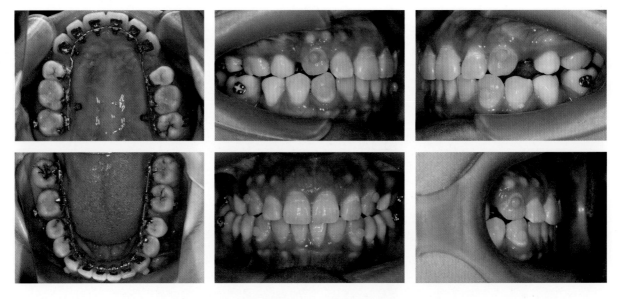

图 5-155　2022 年 12 月，下颌拔牙间隙基本关闭

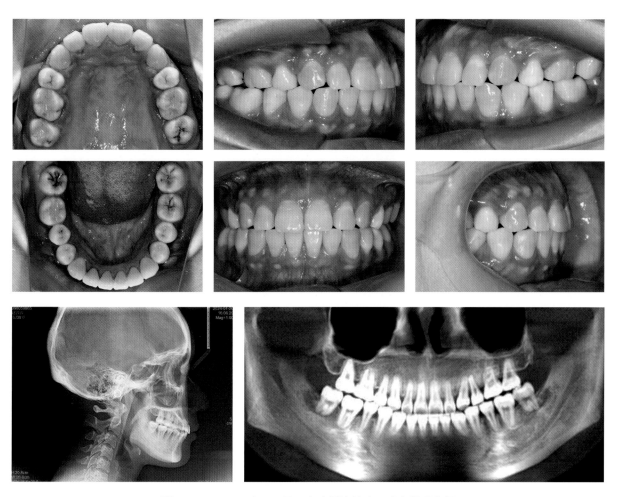

图 5-156　2023 年 12 月，主动矫治结束，咬合关系良好

【矫治体会】

（1）考虑到 A8、B8 龋坏，左侧后牙锁𬌗，且上牙弓后牙段拥挤，就拔除了 A8、B8，矫治结束时建立了完全远中的磨牙关系。虽然前伸、侧方咬合均无𬌗干扰，但是完全远中的咬合关系及上颌短牙弓，长期的稳定性和咬合变化于我们而言仍是未知的。

（2）左侧后牙锁𬌗，一定是排齐整平的重中之重。先解决横向问题才利于矢状方向𬌗位的确定以及间隙的关闭。左侧锁𬌗完全纠正花了一年的时间，因为 D7、D8 是分步纳入矫治系统的。分步纳入矫治系统，一方面是因为 D8 位置靠后且舌倾，无法充分隔湿粘接舌侧托槽，另一方面是因为期待 D7 前移后 D8 能自己做一些调整。总疗程为 33 个月，该方案的矫治效果其实和唇侧矫治效果并无差别。

后记

我们只有不断总结、反思和领悟，才能不断提升自己的业务水平，并从这个过程中得到很多的乐趣。

拔磨牙矫治并不是常规的，但在广西，其所占的比例确实比较大。本书所选的病例都是比较典型且具有代表性的，在矫治方案方面，所选病例虽然拔牙模式多种多样，但是均遵循了患者利益最大化的原则；在矫治方式方法方面，所选病例有早期使用方丝弓技术的、使用传统直丝弓技术的、使用自锁直丝弓技术的、使用隐形矫治器加支抗钉的，也有使用舌侧矫治技术的。希望本书对读者有参考价值。

本书试图重点突出整体矫治理念，但受限于篇幅、编排等因素，内容主要偏向于技术运用和临床经验，而病史、患者社会心理、审美倾向等方面的内容较少。需要说明的是，探讨的篇幅不长并不代表这些方面不重要。

从萌生念头想要编写这本"小册子"以来，我几乎每天都在思考如何着手，如何呈现，如何写出自己的感悟，但都感觉难以理清头绪。万事开头难，还是赶紧撸起袖子说干就干吧。经过3个多月的努力，稿子的雏形显现了。我在这个过程中得到了很多乐趣，感觉很充实，也感觉自己的水平有一些提高。

在编写的过程中，我和我的团队其实并没遇到很大的困难，因为所有资料都源于这十多年的积累，都是现成的。我自认为是个很努力向上的人，这些年一直坚持认真地对待自己诊治的每一位患者，并及时总结、反思。团队也很给力，在需要调查数据、开会布置任务以及编写稿子时都高度配合，高效完成本书的编写任务。

我一边编写一边思考，怎样才能写出自己对正畸这个专业的喜爱和感受，写出属于自己的东西。我认为"整体矫治理念""支抗就是正畸医生的能力""五维控制""由细到粗、由圆到方、由软到硬"这几个概念，大致可以满足我的预期了。它们就在书中前四章的字里行间，在第五章病例解析中每个病例图片下面的图题里，在每个病例后面的"矫治体会"里。

稿子初步成形后，我将其寄去给我的恩师陈扬熙教授审校。收到经老师审校后的稿子，打开看到熟悉的笔迹，我不禁感慨良多！老师认真细致，连错误的标点符号都给一一修改过来了！这让我和我的团队又再次受到了教育，得到了提高！

诚挚地感谢师长！感谢平台！感谢团队！感谢朋友！感谢家人！

莫水学

2024年5月